FLORES DE BACH

DICCIONARIO COMPLETO

RAFAEL S. CABAL

DEDICATORIA

A todos aquellos que en la desolación hallaron la esperanza

ÍNDICE

PRIMERA PARTE

DATOS Y CONCEPTOS BASICOS

Aspectos:

- Negativos: el individuo ha bloqueado los canales de energía que lo unen con el alma, hecho que lo encierra en una o más enfermedades o, por lo menos, en un estado emocional de angustia y de infelicidad.
- Positivos: el individuo está integrado en todos los planos y se encuentra en completa armonía.

Automedicarse: "La curación es un pro-ceso de aprendizaje que requiere un **maestro** que nos ayude a liberarnos de las ataduras de imperfección y defecto que representa la enfermedad. Las flores no sustituyen el **arte de curar.**

Bach, Edward: Nace en 1886 dentro de las fronteras de Gran Bretaña. Se formó como médico y luego profundizó en la rama de la bacteriología. A partir de leer la obra de Hahnemann, el Organon, se involucra con la medicina homeopática. Un punto clave encontró entre dicho texto y su pensamiento: "Tratar la persona, no la enfermedad".

Él resultó ser su primer caso. Con cáncer diagnosticado a los 43 años cerró su consultorio y renunció a la medicina ortodoxa.

Partió de Londres hacia los campos de Gales, dejando atrás su afamado consultorio y su reconocida trayectoria, con la certeza de probar "que las hierbas del campo son simples de usar y maravillosamente efectivas en su poder curativo".

Al descubrir el último floral, previas caminatas y recorridas por la campiña galesa, muere (1936) dejando "a todos aquellos que sufren y a todos aquellos que desesperan" un sistema curativo y revolucionario para la sensibilidad y para la mentalidad de todo el siglo XXI.

Bach, Edward. Ideas básicas de su pensamiento:

- Todos somos de origen divino.
- Todos somos parte de la perfección di-vina.
- De acuerdo a distintas circunstancias la persona-lidad desarrolla cualidades negativas como miedos, carencias, de-presiones o sobreexcitación.
- Estas cualidades negativas son luego las que per-miten crecer una enfermedad o las que permanecen angustiándonos en un estado emocional pa-ralizante.
- Las esencias florales eliminan la brecha que hay entre la personalidad y nuestra parte divina; es decir, nos conectan con el dictado del alma.
- Cuando el individuo logra trascender las limi-taciones personales integrando su parte divina, puede volcar toda la energía negativa que lo enfer-ma a favor de su curación.
- Las Flores de Bach ayudan al ser humano a recorrer su propio destino y a adquirir la capacidad de valerse por sí mismo, en definitiva, le otorgan la capacidad de encontrar en sí mismo el camino, también, de todos los hombres.

Contraindicaciones: El efecto de las flores no es tóxico y resulta inocuo químicamente hablando. Como las esencias son energía vibracional no son detectadas por instrumentos de medición mecánicos o biológicos. O sea, es imposible medir una emoción.

El individuo es una totalidad de la cual distinguimos energía física (biológica) y energía sutil (emotiva). Ambas están completamente relacionadas y ambas se afectan mutuamente.

Por ejemplo, es muy común en una persona asmática el sentimiento de sofocación afectiva, o tomando otro ejemplo, es normal que una persona que le cuesta despegarse de las cosas o de los sentimientos sufra de estreñimiento. En los dos casos el plano emocional se manifiesta en el plano físico y viceversa.

Pues bien, suele suceder que la toma de un floral provoque distintas reacciones, como diarrea, llanto, alegría, erupciones cutáneas o cualquier somatización que esté relacionada con la historia del paciente. Esto no es general y ocurre en la minoría de las personas. Sin embargo, es conveniente saber que po-demos presentar una reacción inesperada ante la ingesta de cualquier esencia y que, en tal situación, se debe consultar a un terapeuta floral.

Correspondencia: Este principio dice que todo se interrelaciona. Todos somos agua, células, sangre, tierra y aire. Es decir, todo está correspondido y todo forma parte de todo. Así pues, entendemos los efectos que producen las flores en nosotros, ya que a nosotros nos corresponden las emociones que movilizan cada una de ellas.

Crema de Bach: Está compuesta por una crema base que es neutra, a ésta se le agrega Rescue Remedy y el floral Crab Apple. La crema de Bach se aplica en quemaduras ligeras, cortes pequeños, contusiones o problemas de piel.

Dilución: Es la combinación de agua, cognac y una esencia o más, generalmente hasta seis. Los frascos donde se realiza la combinación suelen ser de 30 ml. y están provistos de un cuentagotas para poder ingerir la dilución con mayor facilidad.

Con la combinación se logra que la energía del floral se expanda en el agua, mientras que el cognac ayuda a conservarla.

Dilución, precauciones:
- Siendo la esencia floral puramente energía debe estar alejada por lo me-nos tres metros de cualquier carga magnética capaz de influirla y de afectarla notoriamente: es el caso de las computadoras, los microondas y los televisores. También conviene apartarla de los perfumes y del humo de cigarrillo.
- La dilución está formada mayormente por agua y ésta se descompone con el calor excesivo. Por lo tanto debe permanecer fuera del alcance de los rayos solares o de lugares calientes. Además, y como ejemplo, en verano se aumenta el agregado de cognac para una mayor conservación.
- Nuestra boca está plagada de bacterias. Por consiguiente hay que evitar el contacto entre ella y el cuentagotas, si no se corre el riesgo de que el agua se descomponga. Por otro lado es útil que las gotas

se mezclen y permanezcan en la saliva, al menos por unos segundos.

- El efecto de las flores comienza a ser relativamente completo luego de los diez minutos de ingresadas en el organismo. Es importante tomarlas en ayunas y diez minutos antes o diez minutos después de lavarse los dientes.

- En la dilución el agua adquiere las potencialidades energéticas de las esencias madres. Este proceso dura aproximadamente media hora. La toma se realiza si dicho tiempo ha transcurrido. Esto ocurre sólo al principio, cuando prepara o cuando le entregan el frasco.

Efectos: El efecto de cada uno de los florales varía, principalmente, de acuerdo a tres factores: al estado actual de la persona, a su historia y al contexto en la cual está inmersa.

El efecto no es tóxico y se genera en beneficio del individuo, muchas veces sin que éste lo perciba y a un tiempo que resulta difícil de determinar.

Los florales movilizan los canales de energía sutil, hecho que implica un cambio de conciencia en la persona, quien experimenta la realidad de una manera distinta y se da cuenta de la conducta que está provocando su malestar.

Ante el "descubrimiento" la persona posee la fuerza y la voluntad para abrir las puertas del alma y focalizar, en consecuencia, su energía interior para poder sanar.

Enfermedad: La enfermedad indica al individuo el estado de su totalidad. Ella le dice que está generando una conducta o una situación que bloquea su contacto con el alma, con su parte divina.

"La enfermedad no es una crueldad ni un castigo, sino sólo y únicamente un aviso: es un instrumento del que se sirve nuestra propia alma para mostrarnos nuestros errores, prevenirnos de otros e impedirnos cometer más daños; para devolvernos al camino de la verdad y de la luz, del que nunca deberíamos habernos apartado".

Flores de Bach: Los remedios florales que descubrió el Dr. Edward Bach son esencias extraídas de flores, las cuales actúan sobre los estados emocionales del ser humano, aliviándolo y ayudándolo en el proceso curativo que éste debe asumir para poder sanar.

Grupos emocionales: Según Bach encontramos siete grupos emocionales característicos del sistema floral.
- Remedios para los que sienten temor: Aspen, Cherry Plum, Mimulus, Red Chestnut y Rock Rose.
- Remedios para los que sufren de incertidumbre: Cerato, Gentian, Gorse, Hornbeam, Scleranthus y Wild Oat.
- Remedios para los que no tienen interés en las presentes circunstancias: Chestnut Bud, Clematis, Honeysuckle, Olive, Mustard, White Chestnut y Wild Rose.
- Remedios para los que sienten soledad: Heather, Impatiens y Water Violet.
- Remedios para hipersensibles: Agrimony, Centaury, Holly y Walnut.

- Remedios para los que están desesperados y abatidos: Crab Apple, Elm, Larch, Oak, Star of Bethlehem, Sweet Chestnut y Willow.
- Remedios para los que sufren por los otros: Beech, Chicory, Rock Water, Vervain y Vine.

Individualidad: Cada persona es única e irrepetible. Esta singularidad implica que el tratamiento floral adecuado no puede estar subordinado a recetas o a estadísticas. El mapa emocional que presenta cada paciente es completamente diferente a cualquier otro, lo que indica la necesidad de consultar con un especialista en el tema la prescripción de los remedios florales.

Medicinas alternativas: Como medicinas alternativas son denominados aquellos tratamientos que permanecen fuera del concepto médico clásico. Allí podemos encontrar a la Homeopatía, la Aromaterapia, la Musicoterapia, la Gemoterapia, la Acupuntura, las Flores de Bach, etc.

Lamentablemente se sigue sosteniendo un gran mal entendido con res-pecto al tema de las medicinas no tradicionales y las medicinas de hondo arraigo científico. A ambas se suelen enfrentar en contra de la salud de una persona o del bienestar de cualquiera de nosotros.

Parece que conviene colocarlas como íntimos enemigos respectivos cuando en realidad las dos pueden complementarse perfectamente y colaborar con el proceso curativo que un individuo necesita.

Por ejemplo, las Flores de Bach pueden prevenir el cáncer, al menos transformar la emoción que lo genera, pero luego de diagnosticado lo más que pueden hacer es ayudar al tratamiento médico convencional, ya que si éste no se llega a realizar es muy probable que la persona nos deje en poco tiempo, y brindarle al paciente un sentimiento de paz y de consuelo interior, lo cual para aquél que ha vivido de cerca una experiencia terminal sabe que no es poca cosa.

Mezcla de esencias, ¿beneficio?: La combinación de distintos florales abre el abanico de las emociones, complementándose unas esencias con otras para ayudar a la persona en su proceso curativo. Sin embargo, al efectuarse la toma de un solo floral se logra mayor profundidad y se logra mayor especificación.

Es decir, por un lado tenemos la posibilidad de tratar varios aspectos de la personalidad y conseguir un mayor des-pliegue energético que intensifique la movilización de los campos sutiles del individuo, hecho que se puede percibir en corto tiempo.

Y por otro lado tenemos la posibilidad de tratar con mayor puntualización un estado emocional que resulta básico y que resulta principal en la constitución anímica del sujeto, hecho que en algún momento del tratamiento debe suceder para modificar el pilar emocional con el cual la persona genera su enfermedad.

Resistencias: Suele ocurrir que de repente usted no quiera tomar más los florales o que se le caiga el frasco o que lo pierda, incluso, que lo tome otro en su lugar. Esto significa que una de las flores está movilizando su mapa emocional y que usted le está oponiendo resistencia.

Si bien es normal este comporta-miento es recomendable consultar a un profesional, ya que éste conoce los tiempos adecuados para que cada sujeto ingiera las esencias de acuerdo a su capacidad de elaborar y de acuerdo a su deseo de cambiar la actitud que le está provocando su enfermedad.

Sistema de Bach: Aparte de las Flores de Bach existen otros sistemas similares como el de California y el de Bush, los cuales poseen mayor cantidad de esencias.

No obstante, cada sistema es cerrado y tiene la capacidad para atender cualquier estado emocional y colaborar en cualquier enfermedad física.

El sistema de Bach está constituido por 37 flores, agua de roca y Rescue Remedy. En total: 38 esencias y un remedio de urgencia.

Terapeuta floral: El terapeuta floral es aquella persona que posee la suficiente preparación para descifrar el problema que el paciente padece y prescribirle, en consecuencia, la esencia adecuada para desarrollar la cura.

Obviamente que esta persona debe conocer en detalle el conjunto de flores del sistema que utiliza, los posibles efectos, las reacciones que pueden provocar y, más importante aún, comprender las necesidades del ser humano al que va a tratar.

Tomas, frecuencia: La dosis estándar es de cuatro gotas cuatro veces al día. Pero ésta varía según la solicitud del paciente y lo que entienda correcto el terapeuta.

Vale aclarar que al actuar los florales por un principio energético <u>su efecto no depende de la cantidad que se tome, sino de la frecuencia con que se hagan las tomas.</u>

Uso en animales: Es muy común que los animales desarrollen los mismos problemas que los dueños, por lo tanto lo ideal es que tomen el mismo floral. También, en caso de presentar lesiones u otros problemas similares, Rescue Remedy colabora en la acción curativa de una manera casi sorprendente.

Uso en plantas: Si usted es amante del jardín o de las plantas de interior Rescue Remedy es el remedio que soluciona problemas de temperaturas, quiebres o transplantes. Colocando 2 o 3 gotas en la zona afectada verá los resultados en poco tiempo.

SEGUNDA PARTE

REPERTORIO DE FLORES

AGRIMONY
Disposición a tomar conciencia de los conflictos

"Ganaríamos mucho más si nos mostrásemos tal como somos,
en lugar de intentar de aparentar lo que no somos".

Principales síntomas:
Ansiedad y tormento enmascarado por alegría y amabilidad.

Cuestionario.

1- ¿Considera que nadie debe conocer su interior?
2- ¿Oculta su sufrimiento y sus temores?
3- ¿Trata de evitar las discusiones y los conflictos?
4- ¿Siente una opresión en el pecho?
5- ¿Se muestra siempre alegre y despreocupada aunque se encuentre triste y desconsolada?

En estado Agrimony negativo el individuo esconde al exterior todo aquello que lo perturba y todo aquello que sea capaz de perturbar a los otros. Su intención es evitar el enfrentamiento y sentirse aceptado aún cuando en su interior lo atormenten sus miedos y sus sufrimientos.

La persona no puede mostrar las angustias porque evita exponerse y evita quedar vulnerable. Pero, a su vez, necesita del afecto y del cariño. Actúa para tenerlos.

Aparenta alegría y felicidad, se ríe y hace reír o tiende a escaparse en adicciones como el alcohol, la droga y la comida.

Se siente imposibilitada de integrar el mundo interno a la imagen que representa en el exterior.

Efectos del floral Agrimony (estado positivo).

- Aceptación.
- Verdadera apertura a los demás.
- Conciencia de sus conflictos.
- Relaciones profundas.
- Sana alegría.

ASPEN
Sensibilidad consciente

"El miedo llamó a la puerta, la confianza abrió,
y afuera no había nadie".

Principales síntomas:
Miedo de origen desconocido. Presentimientos y
temores inexplicables.

Cuestionario.

1- ¿Presagia que alguna desgracia la amenaza?
2- ¿Es supersticiosa o tiene interés en temas ocultos?
3- ¿La invaden a menudo malos sueños o pesadillas
terribles?
4- ¿Siente miedos vagos hacia la muerte o la noche?
5- ¿Se ha despertado en medio de la noche
completamente tensa y con el corazón latiendo
descontroladamente?

En estado Aspen negativo el individuo no puede
definir sus temores, los desconoce y no sabe de dónde
provienen. Siente un miedo que flota en el aire y no le
encuentra explicación. Como no sabe lo qué es ni
siquiera puede hablar de ello con los demás.

Muchas veces este estado se manifiesta en un cuadro de insomnio, sumado a bruscas palpitaciones, temblores y sudoración.

La persona queda desbordada por ideas y por fantasías provenientes del inconsciente, las cuales le generan mayor miedo por sentir la incapacidad de controlarlas o de darles un sentido.

Efectos del floral Aspen (estado positivo).

- Equilibrio.
- Comprensión de la realidad de su vida.
- Sensación de seguridad y de tranquilidad.
- Integración de planos más sutiles de la conciencia.
- Fuerza para reaccionar con calma y con serenidad ante las señales del inconsciente.

BEECH
Tolerancia

*"La crítica sin sensibilidad es una espada que aparentemente daña a los demás,
pero en realidad mutila al propio amo".*

Principales síntomas:
Arrogancia. Intolerancia. Crítica.

Cuestionario.

1- ¿Le fastidia cualquier cosa?
2- ¿Es intolerante a los ruidos?
3- ¿Se preocupa por ver los defectos en otras personas?
4- ¿Desaprueba la conducta del resto de la gente?
5- ¿Enseguida se da cuenta de las cosas que se tendrían que haber hecho mejor?

En estado Beech negativo el individuo proyecta todo lo que rechaza de sí mismo. No soporta ni aguanta las imperfecciones ni los errores. Su afán de crítica lo lleva a la postura de juez inflexible e incapaz de comprender las fallas de los demás.

Critica tan exageradamente y se muestra tan pedante que obligatoriamente es apartado del resto.

Además, la persona en su deseo de retener la razón y la verdad se condena bloqueando sus sentimientos y sus emociones, mostrándose, en consecuencia, irritada, rígida, molesta y tensa.

Efectos del floral Beech (estado positivo).

- Tolerante.
- Jovial y agradable.
- Generosa con los otros.
- Posibilidad de descubrir y de percibir cualidades positivas en otras personas.
- Acepta los propios defectos y las propias debilidades.

CENTAURY
Fuerza de voluntad

*"Un no en el momento oportuno
ahorra muchos infortunios".*

Principales síntomas:
Sometimiento. Necesidad de aceptación. Dispuesto
siempre a servir. Masoquismo.

Cuestionario.

1- ¿Le cuesta decir no?
2- ¿Está siempre al servicio de las personas?
3- ¿Hace todo lo que le dicen por miedo a herir los
sentimientos de otro?
4- ¿Se siente cansada o fatigada?
5- ¿Se deja influir fácilmente?

En estado Centaury negativo el individuo posee una
voluntad demasiado débil, lo que indica una conducta
de sometimiento y una disposición servicial hacia los
demás.

Ya que en la mayoría de los casos este tipo de personalidad necesita del elogio se brinda en exceso a los otros para no sentirse rechazada ni sentirse olvidada.

Pero, justamente esa actitud de servicio implica gastos y esfuerzos considerables de energía. Entonces la persona se siente invadida y envuelta por el cansancio y el agotamiento, sucesos que le impiden atender los propios intereses y los propios deseos.

Efectos del floral Centaury (estado positivo).

- Voluntad para alcanzar sus objetivos.
- Responsabilidad de la propia existencia.
- Sabe decir sí y sabe decir no.
- Cuida y atiende su persona.
- Capacidad de hacer prevalecer su opinión.

CERATO
Intuición

"Como agua en el fondo es el consejo en el corazón del hombre:
el comprensivo lo saca a la superficie".

Principales síntomas:
Búsqueda de consejo. Falta de confianza en la intuición.

Cuestionario.

1- ¿Duda al tener que tomar una decisión?
2- ¿Solicita consejo a los demás?
3- ¿Busca que una persona importante para usted le confirme la decisión que debe tomar?
4- ¿Se deja llevar por la moda o por cosas que mucha gente realiza en cierto momento?
5- ¿A veces se da cuenta que la decisión que usted hubiera tomado era la correcta?

En estado Cerato negativo el individuo carece de confianza en su propia opinión, hecho que lo obliga a dudar permanentemente y a cambiar su decisión de acuerdo a un último consejo o de acuerdo a una personalidad más autoritaria.

La persona es sumamente sugestionable e ingenua, y se siente estancada o congelada a la hora de hacer valer lo que le parece correcto.

Tiene la intención de llevar adelante varios proyectos y varias ideas, pero no se siente segura y recurre al consejo del prójimo más cercano.

Con esto no para de arrepentirse una y otra vez confiando cada vez menos en su intuición y en su opinión.

Efectos del floral Cerato (estado positivo).

- Intuitiva.
- Confianza para tomar decisiones.
- Energía para aprender y para conocer.
- Buena elaboración del pensamiento.
- Capacidad para expresar una idea y mantenerla.

CHERRY PLUM
Serenidad

"Cada crisis no sólo trae peligro,
sino también sus oportunidades"

Principales síntomas:
Miedo al descontrol. Miedo a perder la razón.

Cuestionario.

1- ¿Explota a menudo?
2- ¿A veces tiene reacciones de la que usted mismo se asombra?
3- ¿Se siente como una bomba a punto de estallar?
4- ¿Lucha por no perder el control?
5- ¿Tiene miedo de hacer algo malo o algo violento?

En estado Cherry Plum negativo el individuo reprime sus sentimientos y sus deseos y los trata de dominar con la razón.

No posee la capacidad para integrar los conflictos, lo que le provoca una puja interna entre los sentimientos, que necesitan expresarse, y el control que intenta ejercer la razón para que éstos no se manifiesten.

La persona se encuentra sin salida y desesperada, llegando incluso a estar cerca del borde de la locura o de intentar suicidarse como únicos medios posibles de lidiar con lo que siente y con lo que su moral no le permite hacer.

Efectos del floral Cherry Plum (estado positivo).

- Paz.
- Espontaneidad.
- Integración de los sentimientos a la vida.
- Equilibrio entre los deseos y el control.
- Liberación interior.

CHESTNUT BUD
Capacidad de aprendizaje

"El que tiene mala memoria,
siempre repetirá sus errores".

Principales síntomas:
No logra aprender de su propia experiencia repitiendo siempre los mismos errores.

Cuestionario.

1- ¿Es de las que tropieza siempre con la misma piedra?
2- ¿Se encuentra seguido con la misma situación aunque en realidad la querría evitar?
3- ¿Tiene dificultades de aprendizaje?
4- ¿Siempre se le acaba el tiempo o aparece algún problema para solucionar antes de una cita?
5- ¿Se esfuerza por progresar y no logra ver los resultados?

En estado Chestnut Bud negativo el individuo no logra contactarse con sus experiencias y vuelve a repetir el mismo error.

Es muy común que la persona de repente deje de prestar atención o no tenga la capacidad de observación ya que a un nivel inconsciente intenta evadirse de las vivencias pasadas. Por lo tanto, bloquea el desarrollo material de sus ideas debido a la terquedad de no aceptar las experiencias que vivió en circunstancias anteriores.

Con todo esto lo que realmente está haciendo es huir de sí misma y apartarse, entonces, del goce de la vida.

Efectos del floral Chestnut Bud (estado positivo).

- Agudiza la atención.
- Percepción clara del mundo que la rodea.
- Aprender en profundidad.
- Capacidad de concretar las ideas.
- Enriquecimiento interior.

CHICORY
Generosidad

"Reconozco la amistad por no dejarse decepcionar,
y reconozco el verdadero amor por no ofenderse".

Principales síntomas:
Posesividad. Exige atención y cuando no la consigue actúa como la pobre víctima.

Cuestionario.

1- ¿A veces piensa que nadie la quiere?
2- ¿A menudo se dedica a su familia por el bien de ellos?
3- ¿Siente que sus esfuerzos no son reconocidos o atendidos como se merecen?
4- ¿Es diplomática y es sutil a la hora de imponer lo que piensa y cuando la rechazan se hace la mártir?
5- ¿Siempre está pendiente de lo que el otro le debe?

En estado Chicory negativo el individuo posee grandes carencias afectivas y trata, por ello, de reclamarlas permanentemente. Tan es así que intenta, principalmente por medios indirectos, atraer la atención de sus más allegados.

La persona ante la desesperación afectiva controla y manipula a los demás, ofendiéndose por cualquier indicio de desatención.

En su afán, como muchas madres, se vuelve muy posesiva, cargosa y genera culpas en quien amague con dejarla sola.

Incluso, y yendo más lejos, la persona es capaz de inventar una enfermedad para que haya gente a su alrededor brindándole los cuidados que ella necesita.

No se da cuenta que busca llenarse quitándole el oxigeno al resto, hecho que implica la distancia y el alejamiento para no ser absorbido por sus tentáculos.

Efectos del floral Chicory (estado positivo).

- Amor incondicional.
- Protección.
- Se ofrece sin esperar nada a cambio.
- Capaz de soltar y de otorgar libertad.
- Auténtica amabilidad y auténtica delicadeza.

CLEMATIS
Conciencia del presente

"Lo que logramos hoy
decidirá sobre cómo será el mundo mañana".

Principales síntomas:
Poco interés en el presente. Ensoñación.

Cuestionario.

1- ¿Sueña con el Hada Madrina?
2- ¿Vive haciendo castillos en el aire?
3- ¿Tal vez soñó con sacarse el 5 de oro?
4- ¿Tiene dificultades de concentración?
5- ¿Vive en un mundo ilusorio y lleno de fantasía?

En estado Clematis negativo el individuo huye de las dificultades del presente y permanece inventando proyectos futuros que nunca se realizarán.

Es como que la personalidad desiste de trabajar en el presente evadiendo la situación con indiferencia, muchas ganas de dormir y muchos deseos de volar por las nubes.

La persona permanece distraída y permanece alejada como refugio a los problemas que la acosan o que le resultan muy agotadores para enfrentar y solucionar.

No comprende que la actitud le proporciona mayor debilidad y menor vitalidad, causando incluso algunos desmayos o, por lo menos, generando enfermedades en forma frecuente.

Efectos del floral Clematis (estado positivo).

- Bajar a tierra
- Iniciativa.
- Descubrir caminos alternativos.
- Energía e interés.
- Reactiva la capacidad para atender los problemas.

CRAB APPLE
Pureza y orden

"La vida crea orden,
pero el orden no engendra vida".

Principales síntomas:
Sentimientos de vergüenza, suciedad e impureza.

Cuestionario.

1- ¿Para usted todo debe ser limpio y ordenado?
2- ¿Se preocupa mucho por los detalles?
3- ¿Desgasta mucha energía en limpiar una mancha en la blusa o quitarse un grano de la nariz?
4- ¿Teme ser intoxicada y contagiada por comidas o por enfermedades?
5- ¿Vive pendiente de la higiene personal?

En estado Crab Apple negativo el individuo siente vergüenza de sí mismo, ya sea de un aspecto físico o de un sentimiento "pecador", intentando de remediarlos con minucioso orden y obsesiva limpieza.

La persona necesita sentirse pura y desintoxicada. Es incapaz de entender el contexto en el cual está inmersa fijándose en aspectos secundarios y sin gran importancia.

Su intención de depurarse puede llegar tan lejos que en la mayoría de las ocasiones cae presa, inconscientemente, de alergias o de problemas de piel. Así pues, es capaz de evitar y de rechazar un contacto físico mínimo con el fin de no ser desordenada ni de ser ensuciada.

Efectos del floral Crab Apple (estado positivo).

- Aceptación de las imperfecciones.
- Visión del contexto.
- Visión correcta de las posibilidades.
- Reconocer el árbol en el bosque.
- Sensación equilibrada de pureza y orden.

ELM
Responsabilidad

"El coraje no consiste en dejar pasar el peligro inadvertido, sino en superarlo viéndolo".

Principales síntomas:
Se siente abrumada por las responsabilidades. Inseguridad transitoria.

Cuestionario.

1- ¿Se siente aplastada y sobrecargada?
2- ¿Piensa que no lo va a poder hacer?
3- ¿La deprime el hecho de no poder cumplir con sus deberes?
4- ¿Se deja ahogar por cantidades de trabajo al punto de quedarse sin fuerzas y no dar más?
5- ¿En ocasiones duda de sus aptitudes?

En estado Elm negativo el individuo acumula y abarca demasiadas responsabilidades hasta alcanzar un momento en que la situación se torna insoportable y en extremo agobiante.

Ante tanta carga la persona siente que no puede cumplir con todo aquello que se ha propuesto a hacer, lo que la lleva a caer en una depresión transitoria o por lo menos a ser invadida por sentimientos de tristeza y de inseguridad.

Es muy común que dude de las capacidades y se desaliente por cometer errores o por no poder hacer lo que otros esperan que haga.

Debido a esto se siente más débil y agotada, quedándole la sensación de no tener respuesta para finalizar con su responsabilidad.

Efectos del floral Elm (estado positivo).

- Confianza y seguridad.
- Reconocer los límites.
- Absoluta responsabilidad.
- Capacidad para hacer valer su talento.
- Actitud firme y positiva.

GENTIAN
Confianza en sí mismo

*"La desconfianza es una mala armadura, que más que una protección,
puede ser un obstáculo".*

Principales síntomas:
Pesimismo. Depresión. Duda de las cualidades.

Cuestionario.

1- ¿Se desanima cuando aparecen dificultades?
2- ¿Se deprime cuando las cosas no salen como usted lo ha planeado?
3- ¿Se resguarda esperando lo peor?
4- ¿La han llamado "escéptica"?
5- ¿Ha perdido la fe y la confianza en usted?

En estado Gentian negativo el individuo tiende a desalentarse y a entristecerse frecuentemente, haciendo de esta una costumbre y un círculo cerrado con tal de no ver lo que él es capaz de hacer y de realizar.

Es como si la persona buscase permanentemente enterrarse en estados como el pesimismo, el desánimo y la depresión para volver a fracasar en cada intento de interpretar la realidad de una forma optimista.

Su visión negativa de la vida, sumada a nefastos recuerdos sobre situaciones que experimentó, hace que construya un mundo de eternos obstáculos y hace, también, que se identifique con la decepción.

Efectos del floral Gentian (estado positivo).

- Percepción optimista de la vida.
- Ánimo para salir adelante.
- Posibilidad de ver luz en las tinieblas.
- Confianza ante los conflictos.
- Fe en sí misma.

GORSE
Esperanza

"La esperanza es un pájaro que canta
cuando la noche todavía está oscura".

Principales síntomas:
Desesperanza.

Cuestionario.

1- ¿Piensa que ya nada puede ayudarla?
2- ¿Cree que las cosas no pueden cambiar?
3- ¿Ya está resignada ante todos los tratamientos que efectuó para curarse?
4- ¿Considera que no tiene sentido buscar soluciones a su situación?
5- ¿Se ha rendido y espera que la ayuden de afuera?

En estado Gorse negativo el individuo no acepta la posibilidad de encontrar una salida satisfactoria a una circunstancia que lo oprime y lo desespera. Se siente desolado y sin fuerzas para realizar aunque sea un último intento.

La persona perdió toda fe y toda esperanza a pesar que aún permite que otros la ayuden. Un sentimiento de abatimiento la incita a renunciar a toda posibilidad de desarrollarse como ser humano y se estanca con las expectativas y con los deseos que no se han cumplido, sin darse cuenta que la vida le está proporcionando otro sentido.

Cabe señalar la diferencia entre el floral Gentian y el floral Gorse: en el estado negativo del primero la persona se siente deprimida, mientras que en el estado negativo del segundo la persona se siente desolada.

Efectos del floral Gorse (estado positivo).

- Capacidad para ver puertas nuevas.
- Deseo de encontrar una salida.
- Es capaz de aceptar su destino.
- Se da cuenta que es protagonista de su vida.
- Comprende que el sentimiento de desesperanza le impide salir de la situación.

HEATHER
Capacidad de adaptación

"El que vence el egoísmo se deshace del mayor obstáculo
que cierra el camino a toda grandeza y verdadera felicidad".

Principales síntomas:
Centra todo en sí misma. Ensimismada.

Cuestionario.

1- ¿Se siente sola?
2- ¿Necesita tener público a su lado?
3- ¿Se pasa hablando de sus problemas?
4- ¿Tiene poco tiempo para los demás?
5- ¿Es de esas que habla mucho y escucha poco?

En estado Heather negativo el individuo trata de suplir su carencia afectiva y su sentimiento de soledad pensando y hablando siempre de sí mismo y de cuán importante es lo que él hace, él dice o él piensa.

Sin embargo a menudo podemos encontrar este mismo estado en personas que no saturan al otro con sus nimias conversaciones, pero que sí se centran en ellas comiendo mucho o llevando una vida sin compromisos, como resulta ser un típico Don Juan.

En ambos casos la persona está enteramente ocupada en sí misma y no encuentra el tiempo ni tiene el interés de escuchar y de comprender las necesidades de otros.

Tan es así que a Heather se lo denomina como el floral del "niño necesitado", lo cual refleja que la persona permanece detenida en la senda que va del niño al adulto.

Efectos del floral Heather (estado positivo).

- Interés en los demás.
- Fortaleza interior.
- Asumir compromisos.
- Sensibilidad para comprender problemas de otros.
- Madurez.

HOLLY
Amor

*"Si odio, me privo de algo,
si amo, me enriquezco en lo que amo".*

Principales síntomas:
Celos, odio, envidia.

Cuestionario.

1- ¿Se enoja frecuentemente?
2- ¿Se violenta fácilmente?
3- ¿Es vengativa y colérica?
4- ¿Desconfía de los demás y los rebaja interiormente?
5- ¿La invaden permanentemente sentimientos de celos y de envidia?

En estado Holly negativo el individuo tiende a no aceptarse tal cual es y en consecuencia a no aceptar a los demás tal cual son.

La persona se aparta del amor universal volcándose a aquellos sentimientos que le permiten escapar de dar y de recibir cariño y escapar de dar y de recibir ternura. Es como si gastara toda la energía para odiar y para envidiar en los demás aquello que no tiene y quisiera tener, en vez de gastarla ocupándose de conseguirlo por su propia acción constructiva.

En este estado toda la acción se dirige a brindar y a recibir antipatía, agresividad y desconfianza. La intención es suplir la falta de afecto en esos planos ahogando el impulso vital para reforzar el crecimiento y para reforzar el amor.

Efectos del floral Holly (estado positivo).

- Amabilidad.
- Sensación de alegría por los logros de los demás.
- Sentimientos de integridad y unión.
- Armonía interior.
- Amor verdadero.

HONEYSUCKLE
Superación de la nostalgia

*"La vida sólo se puede entender mirando hacia atrás,
pero sólo se vive mirando hacia delante".*

Principales síntomas:
Nostalgia. Huida al pasado.

Cuestionario.

1- ¿Tiende a distraerse en hechos que pasaron?
2- ¿Seguro piensa que el pasado fue mejor?
3- ¿La invaden constantemente recuerdos hermosos?
4- ¿No logra desprenderse de la pérdida de alguien querido o amado?
5- ¿Preferiría volver a empezar?

En estado Honeysuckle negativo el individuo se refugia en experiencias pasadas, que generalmente fueron reconfortantes, para evitar enfrentar la realidad cotidiana de su vida.

La persona queda atrapada como una foto en aquel momento hermoso que vivió y no puede o no quiere continuar con el ciclo vital que acontece todos los días. Trata por todos los medios de justificar su existencia por aquello que ocurrió, en vez de entregarse a aquello que puede venir.

Es muy común en aquella viuda que se impide comenzar una nueva relación por quedarse detenida con su esposo fallecido, o en aquel inmigrante que no logra adaptarse a una nueva ciudad por remembrar las costumbres de la cual provino.

Efectos del floral Honeysuckle (estado positivo).

- Revivir el pasado sin aferrarse a él.
- Relaciones de crecimiento y de intercambio con el pasado.
- Aprender de las experiencias que vivió.
- Ocuparse del presente.
- Soltar y empezar de nuevo.

HORNBEAM
Energía

"Nunca el ánimo humano está tan sereno como cuando encuentra su trabajo adecuado".

Principales síntomas:
Cansancio mental.

Cuestionario.

1- ¿Es de esas personas que odia los lunes o el día en que tiene que retomar su trabajo?
2- ¿Piensa siempre lo bonito que sería levantarse más tarde?
3- ¿Cree no poder cumplir con todas las tareas que se había propuesto pero luego de finalizado el día se da cuenta que las hizo todas?
4- ¿En general se siente cansada?
5- ¿Le cuesta empezar el día?

En estado Hornbeam negativo el individuo se debilita mental y luego físicamente ante la rutina diaria de cumplir las tareas que le corresponden. Se siente agotado y piensa que no va a poder realizar su trabajo. Sin embargo termina haciéndolo todo.

En este estado la persona necesita fortalecerse tanto a nivel del cuerpo como de la mente a costa de perder el interés en sus funciones diarias por el cansancio que la rutina le provoca.

Es muy común que a pesar de estar débil y fatigada pierda las ganas de todo, pero cuando la invitan a llevar a cabo algo que no tiene nada que ver con lo que efectúa diariamente probablemente acepte y lo haga, recuperándose en un instante.

Efectos del floral Hornbeam (estado positivo).

- Sensación de estar despierta y dispuesta.
- Energía.
- Seguridad para manejarse en el trabajo o en las tareas del hogar.
- Claridad.
- Mente viva.

IMPATIENS
Paciencia

*"La paciencia
es la clave de la alegría".*

Principales síntomas:
Impaciencia. Irritabilidad.

Cuestionario.

1- ¿Anda usted siempre a mil kilómetros por hora?
2- ¿Generalmente le molesta cuando las personas demoran y actúan con lentitud?
3- ¿Es de esas que terminan las palabras de otro que habla despacio?
4- ¿A menudo le increpa a los demás que vayan más rápido?
5- ¿Le gusta trabajar sola y a su ritmo?

En estado Impatiens negativo el individuo posee la facilidad de hacer y de comprender a un ritmo que otras personas son incapaces de seguir. Desarrolla una velocidad que se torna vertiginosa y desmesurada, hecho que le implica cierta intolerancia y cierta arrogancia para con el resto de la gente.

La persona vive en un apuro y una urgencia permanente, y muchas veces puede llegar a sentirse sola allí adelante ya que no logra soportar el ritmo más pausado que otros tienen.

No puede quedarse tranquila ni permanecer apenas por un instante relajada. Siempre se encuentra en un grado de tensión donde los pensamientos se adelantan, perdiendo la paz y la alegría para disfrutar de los momentos cotidianos.

También es normal que la persona tenga dificultades para descansar o para dormir y presente en forma frecuente calambres, al igual que contracturas musculares.

Efectos del floral Impatiens (estado positivo).

- Tranquilidad interior.
- Delicadeza ante los demás.
- Serenidad.
- Rápido equilibrio.
- Comprender tanto su ritmo como el de otros.

LARCH
Seguridad en sí mismo

"Arroja tu miedo, confía en tus fuentes de ayuda interiores, y serás recompensado.
Puedes más de lo que tú crees".

Principales síntomas:
Inseguridad. Sentimientos de fracaso e inferioridad.

Cuestionario.

1- ¿Sabe de antemano que va a fracasar?
2- ¿Siente que lo que hace no tiene valor?
3- ¿Cree que todos son mejores que usted?
4- ¿Cuándo alguien asegura que usted realizó algo bueno muestra una falsa modestia?
5- ¿No hace ni dice nada por temor a equivocarse?

En estado Larch negativo el individuo ha perdido toda la confianza y la seguridad en sí mismo y se contiene antes de actuar para seguir confirmándose todos los días su complejo de inferioridad.

Incluso, pensando que va a fracasar, puede llegar al extremo de enfermarse para no realizar una experiencia.

La persona generalmente desearía ser como otros que demuestran con su talento y con su habilidad todo lo que pueden llegar a concretar. Los admira y no se anima a demostrar lo que realmente vale por miedo al ridículo ya que, está convencida, los demás lo saben hacer mejor.

No está conforme ni contenta consigo misma y prefiere, por eso, desconfiar de sus capacidades.

Efectos del floral Larch (estado positivo).

- Seguridad y confianza en sí misma.
- Explota su talento y su habilidad.
- Convencimiento de que puede hacerlo.
- Empuje y perseverancia.
- Valor propio.

MIMULUS
Valentía

*"La alegría y el miedo
son lentes de aumento".*

Principales síntomas:
Miedo de origen conocido.

Cuestionario.

1- ¿Tiene miedo de subir al ascensor o de ir al dentista?
2- ¿Se asusta frecuentemente ante cualquier circunstancia?
3- ¿Suele tartamudear o transpirar?
4- ¿Alguien le dijo que usted es tímida?
5- ¿Sus cachetes se sonrojan a menudo?

En estado Mimulus negativo el individuo es proclive a angustiarse por su sentimiento de miedo que claramente define y conoce. Incluso no tiende a expresar los temores a los demás y los guarda para sí mismo.

En este estado la persona general-mente es mucho más sensible que la mayoría de la gente. Su constitución anímica la hace tan frágil que puede ser dañada con la mínima idea de agresión. Por eso intenta permanecer reservada y apartada del resto como formas de protección y de cuidado.

Cuando llega la hora de pararse frente a la sociedad la voz se entrecorta y las manos comienzan a humedecerse.

En ocasiones este tipo de personalidad desea evadirse de todo y de todos, yendo a algún lugar solitario y tranquilo.

Efectos del floral Mimulus (estado positivo).

- Coraje.
- Sensibilidad protegida.
- Valor y fuerza.
- Superación de los miedos.
- Asume desafíos.

MUSTARD
Estabilidad interior

"La tristeza resulta siempre del tiempo que transcurre sin haber hecho madurar su fruto".

Principales síntomas:
Depresión que va y viene sin causa aparente.

Cuestionario.

1- ¿No le encuentra explicación a su melancolía?
2- ¿Queda presa de la tristeza sin poderla controlar?
3- ¿De pronto comienza a llorar y no lo puede disimular?
4- ¿Conoce ese sentimiento negro que inesperadamente azota a su alma?
5- ¿Se deprime tan rápido como se alegra?

En estado Mustard negativo el individuo se deprime y se entristece profundamente sin poder encontrar una razón lógica ni una explicación coherente a la situación que vive.

De repente ante el mar de lágrimas aparecen de la nada los deseos de liberarse y reír en un descontrol que, generalmente, lo asusta y le hace perder todo interés por las presentes circunstancias.

Es como que la persona resuelve rendirse a disfrutar de la vida, ya que se siente sin control para poder desarrollarse en ella.

Se convierte en una persona cansada, con poca energía y sin el deseo de darle sentido a su mundo y a su realidad.

Efectos del floral Mustard (estado positivo).

- Estabilidad.
- Posibilidad de volver a disfrutar los momentos.
- Recobra las ganas de seguir adelante.
- Elaboración de malas experiencias.
- Vitalidad.

OAK
Resistencia

"La perseverancia es una hija de la fuerza, la tenacidad es una hija de la debilidad,
o sea, de la debilidad de espíritu".

Principales síntomas:
Gran sentido del deber. Luchador incansable.

Cuestionario.

1- ¿No se rinde nunca aunque se haya quedado sin fuerzas?
2- ¿Sigue adelante a pesar de no poder dar un paso más?
3- ¿Cumple con su deber y se exige a más no poder?
4- ¿Nadie la obligará a doblegarse ni a ceder?
5- ¿Tiene una voluntad de hierro?

En estado Oak negativo el individuo persiste denodadamente y enfrenta todos los obstáculos que se le pongan en el camino para cumplir con su deber y con su responsabilidad.

Este gran sentido del deber le trae como consecuencia un intenso cansancio y un intenso agotamiento, síntomas a los cuales ni siquiera les presta atención, llegando ocasionalmente a devenir en colapso nervioso o en un repentino ataque al corazón.

Este tipo de personalidad es de ideas y pensamientos nobles, y en su fuero íntimo cree que puede perder el afecto de sus seres queridos por no cumplir enteramente con su trabajo o con sus tareas.

Soporta todas las cargas como un buey y ni siquiera emite un sonido de esfuerzo por no sentir que le puede estar fallando a los demás.

Efectos del floral Oak (estado positivo).

- Resistencia razonable.
- Nueva energía.
- Aceptación de los propios límites.
- Empeño.
- Visión para aprovechar las fuerzas.

OLIVE
Vitalidad

"Es una falta de razón
hacer lo que es superior a las fuerzas".

Principales síntomas:
Agotamiento total.

Cuestionario.

1- ¿Se siente completamente cansada?
2- ¿No tiene ganas de hacer nada?
3- ¿Ni siquiera de lo que le gusta hacer?
4- ¿Ha gastado mucha energía y vitalidad?
5- ¿Está exhausta?

En estado Olive negativo el individuo está pasando por momentos de agotamiento físico y mental extremos que le impiden cumplir con su trabajo y con sus funciones.

Esto suele ser consecuencia de etapas críticas, como pérdidas de seres queridos, divorcios, despidos o largas enfermedades que le implicaron inmensos gastos de energía. También, y en términos más generales, el agotamiento surge por llevar a cabo en tiempos prolongados tareas exigentes y por no detener el esfuerzo hasta finalizar con el compromiso asumido.

A la persona ya no le quedan fuerzas para hacer nada y todo le resulta insuperable o apenas lo hace con gran dificultad.

Más precisamente, la persona sólo quiere dormir o quedarse acostada en el sofá.

Efectos del floral Olive (estado positivo).

- Vitalidad.
- Descanso.
- Restablecimiento de fuerzas.
- Reconocimiento de las necesidades del cuerpo.
- Comprender su capacidad energética.

PINE
Perdón de sí mismo

"Mi obligación no es dar a los demás lo que es objetivamente mejor,
sino lo mío, de la manera más pura y sincera posible".

Principales síntomas:
Sentimiento de culpa. Autorreproche.

Cuestionario.

1- ¿Siempre está disconforme con lo que hace?
2- ¿Piensa que podría hacerlo mejor?
3- ¿Usted siempre tiene la culpa de todo?
4- ¿Se remuerde la conciencia permanentemente?
5- ¿Suele pedir perdón?

En estado Pine negativo el individuo busca adjudicarse todas las culpas y todos los reproches con el fin de tener una vida infeliz y llena de insatisfacciones.

Es como que la persona posee un programa montado para esforzarse en hacer las cosas bien y sentirse cada vez más mal por pensar que las podía haber hecho mejor.

Permanentemente está descontenta con lo que realiza y tiende a pensar que es una carga para los demás. Llegando más lejos, suele creer que los otros le hacen un favor cuando aceptan de alguna manera lo que ella hizo.

Se disculpa, incluso, por sentirse inferior o por estar enferma en un círculo que la condena a menospreciarse y a sentir que no es merecedora de nada.

Efectos del floral Pine (estado positivo).

- Fuerza y seguridad.
- Aceptación.
- Libertad interior.
- Capacidad de arrepentirse y de perdonar.
- Hacer valer sus profundos sentimientos.

RED CHESTNUT
Capacidad para mantener la personalidad

*"Todos los fantasmas desaparecen
si se les mira fijamente".*

Principales síntomas:
Miedo en extremo por los otros.

Cuestionario.

1- ¿Se preocupa mucho por los demás?
2- ¿No puede dormir bien si sus hijos no han llegado a casa?
3- ¿Tiene miedo que le suceda algo a su esposo en el trabajo o algo a su hijo en la calle?
4- ¿Se sacrifica por sus más allegados sin importarse usted misma?
5- ¿Vive pendiente del otro como si fuera su vida?

En estado Red Chestnut negativo el individuo vive preocupado y angustiado por temor a que le ocurra algo a sus seres queridos.

Siente un miedo constante por los demás y no se da cuenta que ese sentimiento perjudica notablemente el desarrollo normal de las otras personas, ya que les irradia inseguridad y desconfianza en forma diaria.

En este estado la persona evita enfrentar los propios miedos y las propias responsabilidades, depositando todo su sentido vital en el resto de la gente, principalmente en los seres que más quiere y que más necesita.

Es decir, el vínculo que desarrolla con ellos está mal entendido, ya que en vez de brindarles tranquilidad los usa emocionalmente para calmar su propia angustia y su propia preocupación.

Efectos del floral Red Chestnut (estado positivo).

- Superación de la excesiva preocupación.
- Liberación de miedos.
- Orientar a los otros.
- Influir con pensamientos positivos a los seres queridos.
- Irradiar coraje.

ROCK ROSE
Heroísmo

*"Un náufrago tiene miedo, también,
de la mar calma".*

Principales síntomas:
Sensación de pánico.

Cuestionario.

1- ¿Se ha sentido en peligro de muerte?
2- ¿Ha vivido alguna situación amenazante que la haya hecho temblar?
3- ¿Ha sentido terror o espanto?
4- ¿Su corazón se detuvo?
5- ¿Siente tanto pánico que no se puede mover?

En estado Rock Rose negativo el individuo queda paralizado y queda congelado ante el terror que le presenta una situación, como el caso de un accidente, el fallecimiento de alguien querido, una fuerte pesadilla, la noticia del despido o el anuncio de una enfermedad terminal.

La persona se queda sin respuesta perdiendo el control del momento que vive, sintiéndose desbordada y sintiéndose víctima del pánico.

Es muy común este estado en individuos fóbicos que no pueden procesar una reacción "normal" frente a un "enemigo" determinado.

También, en aquel que tiende a actuar de una manera paralizante, incluso llegando a desvanecerse o llegando a presentar una ceguera o una sordera repentina.

Efectos del floral Rock Rose (estado positivo).

- Capacidad para desplegar las energías en momentos críticos.
- Fuerza para sobrellevar una situación fulminante.
- Sensación de arrojo.
- Capacidad de entrega.
- En muchos casos, heroísmo.

ROCK WATER
Ductilidad

*"La vida se domina sonriendo,
o no se domina".*

Principales síntomas:
Rigidez interior. Ideales ejemplares.

Cuestionario.

1- ¿Proclama usted la disciplina y el con-trol?
2- ¿Es de principios y de ideales demasiados rígidos?
3- ¿Tiene todo programado y agendado?
4- ¿Suele autoimponerse reglas?
5- ¿Es muy dura con usted en su afán por alcanzar la perfección?

En estado Rock Water negativo el individuo se aferra a grandes doctrinas y fuertes principios que en realidad no son los adecuados ni los pertinentes al mundo que él vive cada día. Su intención es guiarse por ideales, que si bien resultan oportunos para determinado tiempo y determinado lugar, no son los que él sinceramente necesita.

La persona, por lo tanto, debe reprimirse y debe endurecerse para alcanzar aquel grado de pureza y de perfección que entiende es el correcto, pero que ciertamente no satisface su mundo in-terno.

Se vuelve severa y rigurosa consigo misma, hecho que se manifiesta en enfermedades físicas de gran rigidez, en simples contracturas que denuncian su estricta moral y en su deseo de ser tratada como ejemplo.

Efectos del floral Rock Water (estado positivo).

- Capacidad de integrar nuevos conocimientos.
- Apertura al mundo afectivo.
- Posibilidad de saber lo que realmente necesita.
- Distensión y afloje.
- Alegría y espontaneidad.

SCLERANTHUS
Determinación

"Si estás indeciso entre dos cosas, mira cuál de las dos te cuesta más y síguela.
Pues nada te cuesta tanto como lo que es verdad".

Principales síntomas:
Duda entre dos cosas. Inestabilidad.

Cuestionario.

1- ¿Suele estar indecisa entre dos posibilidades?
2- ¿Se siente imposibilitada de tomar la decisión correcta?
3- ¿A menudo oscila entre dos sentimientos, como el amor y el odio o la alegría y la tristeza?
4- ¿No se puede concentrar y salta de un tema a otro permanentemente?
5- ¿Quiere solucionar su indecisión sola y sin ayuda?

En estado Scleranthus negativo el individuo no posee la suficiente estabilidad para tomar una decisión en forma determinante, posición que lo hace vacilar siempre entre dos posibilidades provocando fuertes alteraciones de conducta.

Esto a menudo se manifiesta en síntomas como mareos que van y que vienen, eczemas que actúan de la misma manera, problemas intestinales, cambios de temperatura y en las mujeres cambios de humor relacionados con el ciclo menstrual.

La persona duda entre dos cosas, lo cual le implica extrema inconstancia emocional generando poca confianza en el resto de la gente.

Es como que no tiene la fuerza para mantenerse en una posición o en una línea que la favorezca y la gratifique, llevando un estilo de vida de indecisión permanente.

*Efectos del floral **Scleranthus*** (estado positivo).

- Estabilidad.
- Decisión y determinación.
- Capacidad de concentración.
- Reencuentro con el ritmo interior.
- Serenidad y seguridad.

STAR OF BETHLEHEM
Consuelo del alma

*"Levanta los ojos
y verás las estrellas".*

Principales síntomas:
Shock y sus secuelas.

Cuestionario.

1- ¿Ha sufrido un shock que no puede superar?
2- ¿Se siente imposibilitada de superar una experiencia traumática?
3- ¿Tampoco se siente capaz de aceptar consuelo?
4- ¿Aún sigue afectada por un accidente o por una vivencia conmovedora?
5- ¿Es como una carga invisible que le impide sentirse viva y en libertad?

En estado Star of Bethlehem negativo el individuo ha pasado y ha sufrido una situación de alto impacto que le provocó un shock tan duro que hoy lo continúa acarreando con sus consecuencias y con sus secuelas.

A veces presenta profunda depresión por la pérdida de un ser querido; en otras mantiene gran desencanto por una enfermedad incurable; y finalmente, no es capaz de superar un shock demasiado hondo causado en su niñez que lo mantiene hasta el día de hoy con cierta insensibilidad ante determinados sucesos y ante determinadas emociones.

La persona frente a un shock intensamente traumático y difícil de sobrellevar tiende a congelar su conducta, bloqueando todas sus capas emocionales con el fin de no volver a vivir la situación que la conmovió.

Efectos del floral Star of Bethlehem (estado positivo).

- Disuelve los bloqueos interiores.
- Devuelve la energía vital.
- Proceso y asimilación de las experiencias que causaron daño.
- Claridad y comunicación entre sí.
- Paz y consuelo.

SWEET CHESTNUT
Salvación

*"Dios no nos envía la desesperación para matarnos,
nos la envía para despertar vida".*

Principales síntomas:
Angustia al límite.

Cuestionario.

1- ¿Se encuentra entre la espada y la pared?
2- ¿Está completamente desolada y sin fuerzas?
3- ¿Se siente muerta y sin salida?
4- ¿Tiene la sensación de haber llegado al punto límite
   que puede soportar su vida?
5- ¿Está enterrada y no tiene cómo salir?

En estado Sweet Chestnut negativo el individuo
ha alcanzado un punto de extrema angustia, soledad y
desesperanza.
La persona ha llegado al límite de sus fuerzas y
siente que no puede avanzar más, ni siquiera pidiendo
ayuda.

Es como que perdió todo el sentido de su vida y es incapaz de encontrar una puerta nueva hacia un camino alternativo. Es imposible que soporte más y se rinde ante este estado de angustia que la aísla y la aparta de toda posibilidad de volver a nacer.

En la práctica este floral es para aquellas personas que, como el Ave Fénix, deben resurgir de las cenizas.

Efectos del floral Sweet Chestnut (estado positivo).

- Recobra fuerzas.
- Nuevas esperanzas.
- Aliento para el reencuentro.
- Capacidad para volver a la vida.
- Crear un nuevo horizonte.

VERVAIN
Entusiasmo

"Puedes llevar al hombre por el buen camino,
pero no puedes obligarle a seguir por él".

Principales síntomas:
Fanatismo. Exceso de entusiasmo. Rey de la justicia.

Cuestionario.

1- ¿Necesita convencer a los demás por su bien?
2- ¿Casi obliga a otras personas a que la sigan?
3- ¿Tiene tanta energía que emprende un proyecto hasta el final y sin cambiar de opinión intenta arrastrar al resto?
4- ¿Llega al borde del fanatismo?
5- ¿Es inquieta, irritable y nerviosa hasta el punto de no poder relajarse ni dormir?

En estado Vervain negativo el individuo tiene un firme ideal e intenta por todos los medios, y con exceso de entusiasmo, convencer y arrastrar a los demás detrás de él porque cree que lo que persigue es el camino correcto para todos.

A pesar que las convicciones de esta persona pueden ser válidas para mucha gente se equivoca en su fanática intención de llevar luz a las oscuras cuevas, ya que no todas las oscuras cuevas necesitan luz.

Coloca tanta energía y tanta voluntad en perseguir su idea, incluso impulsado por un gran sentimiento de justicia, que se agota en sí misma ante el deseo de contagiar al resto.

Por lo tanto a menudo se presentan serios trastornos en la columna, al igual que dolorosas contracturas en su espalda para finalizar en una artrosis cervical, o con tanta tensión que es incapaz de dormir y de descansar.

Efectos del floral Vervain (estado positivo).

- Entender el camino de todos.
- Abrazar una causa inspirando a los otros sin arremetidas ni presiones.
- Economía de fuerzas.
- Llevar la antorcha a donde la necesiten.
- Relajación y tranquilidad.

VINE
Autoridad

"Ay del poder,
si entierra a su propietario".

Principales síntomas:
Dominante. Dictador.

Cuestionario.

1- ¿Es de esas personas que nada discute?
2- ¿Siempre le está dando órdenes a los demás?
3- ¿Actúa segura y sin dar lugar a la duda?
4- ¿Le gusta mandar, incluso en casos de emergencia?
5- ¿Ambiciona el poder?

En estado Vine negativo el individuo necesita dominar e impone en forma inflexible lo que a él le resulta mejor, sin importarle, claro, lo que otros quieren o desean.

Su carácter duro y estricto muchas veces lo obliga a actuar con crueldad, ejerciendo su poder y su voluntad de manera tiránica y dictatorial, llegando, incluso, a sentir que es superior y que le está haciendo bien a los otros.

Sin embargo, en muchas ocasiones, este tipo de personalidad resulta de cierto grado de inseguridad sumado a estados de profunda depresión.

Es como que utilizara todo su poder para lograr ocultar esos sentimientos, acto que le implica sujetar al resto a su dominio con el fin de no perder el control, ya que si lo pierde daría lugar a la angustia. Por lo tanto, es incapaz de otorgar verdadera libertad y tiende, por ello, a esclavizar.

Efectos del floral Vine (estado positivo).

- Cualidad de orientar.
- Capaz de guiar.
- Se otorga libertad y es capaz de otorgarla.
- Respeto y ayuda.
- Autoridad natural.

WALNUT
Un nuevo comienzo

*"No tiene sentido consultarse
con los que van por otro camino".*

Principales síntomas:
Influencias exteriores ante un gran cambio. Indecisión para dar un nuevo paso.

Cuestionario.

1- ¿Se enfrenta a un cambio radical en la vida?
2- ¿No se siente segura ante la decisión que tomó y quiere volver atrás?
3- ¿Siente que le falta protección para mantenerla?
4- ¿Se deja influir fácilmente por el resto?
5- ¿No logra desprenderse?

En estado Walnut negativo el individuo ha tomado una decisión que cambiará parcial o completamente su vida, pero aún no logra mantener el camino para alcanzar su meta ya que no se siente protegido y todos sus fantasmas, como la familia, el trabajo, los hábitos y las ideas, lo quieren traer nuevamente al lugar donde está.

En este caso la persona no posee la suficiente fuerza y la suficiente seguridad para despegarse y así abrazar su nuevo propósito.

Es como que todavía se siente atada y se siente sujeta a lo que quiere o tiene que abandonar, cosa que le impide comenzar de nuevo.

También es normal percibirlo, transitoriamente, en cambios biológicos como la pubertad y la menopausia o en cambios como divorcios, mudanzas, casamientos y viajes, circunstancias que son umbrales para adaptarse a un mundo diferente.

Efectos del floral Walnut (estado positivo).

- Fortaleza.
- Seguridad.
- Escudo ante influencias.
- Protección para imponer su voluntad.
- Afronta lo que viene con tranquilidad y con solvencia.

WATER VIOLET
Acercamiento a los demás

"Aunque tengas todos los méritos,
si te falta la humildad eres imperfecto".

Principales síntomas:
Orgullo. Soledad. Distanciamiento.

Cuestionario.

1- ¿Es usted muy reservada?
2- ¿Prefiere no entrar en contacto con otras personas?
3- ¿Se siente cómoda a la distancia?
4- ¿Siente que otros la apartan por su superioridad?
5- ¿A menudo actúa en forma altanera y en forma pedante?

En estado Water Violet negativo el individuo tiende a evitar el relacionamiento profundo y hondo con las demás personas con la excusa y el justificativo de que es superior en cuanto a méritos y a conocimientos.

Esto, por supuesto, lo separa del resto y lo coloca en un pedestal del cual no puede bajar por su dificultad para entablar contacto verdadero y contacto afectivo con aquellos que, imaginariamente, están abajo.

Es muy común el sentimiento de soledad que claramente aumenta por hacer valer su orgullo y por su incapacidad de involucrarse o de comprometerse en asuntos ajenos.

Incluso la mayoría de la gente está convencida que este tipo de persona es perfecta y no necesita ayuda. Así es como se muestra: despreocupada y superior; para continuar alimentando su egoísmo y su soledad.

Efectos del floral Water Violet (estado positivo).

- Abre las puertas de la fortaleza.
- Humildad.
- Capacidad para entrar en relación.
- Comprende que necesita del contacto.
- Completud.

WHITE CHESTNUT
Paz mental

*"Donde hay claridad también hay tranquilidad,
o como mínimo se va produciendo poco a poco por sí sola".*

Principales síntomas:
Disco rayado. Diálogo interno torturante.

Cuestionario.

1- ¿No puede dormir?
2- ¿La cabeza da vueltas sin parar?
3- ¿Sus pensamientos giran permanente-mente?
4- ¿Vive preocupada?
5- ¿Siempre analiza los problemas sin poder llegar a una solución?

En estado White Chestnut negativo el individuo no logra detener sus pensamientos y su diálogo interno, hecho que le causa distracciones y le quita el interés en las presentes circunstancias.

Ante determinado problema o ante determinada situación la cabeza comienza a dar vueltas persis-tentemente, torturando a la persona por no poder detenerla.

Las ideas se transforman en aguijones que le impiden concentrarse, llegando a provocar insomnio y cefaleas.

A menudo la persona piensa en forma permanente lo que dijo y lo que tenía que haber dicho y lo que el otro dijo y lo que el otro hubiera dicho, en una conversación interna que parece no tener fin.

*Efectos del floral **White Chestnut*** (estado positivo).

- Paz mental.
- Encuentro de soluciones.
- Alivio.
- Claridad.
- Concentración.

WILD OAT
Ideas definidas

"Esperamos que la vida tenga sentido,
pero sólo tiene exactamente el sentido que nosotros mismos
logramos darle".

Principales síntomas:
Insatisfacción. No encuentra su vocación.

Cuestionario.

1- ¿Es de esas personas que hacen muchas cosas pero no termina con ninguna?
2- ¿Le dice algo "el que mucho abarca poco aprieta"?
3- ¿Empieza algo con gran entusiasmo y luego se aburre?
4- ¿No sabe bien lo que quiere?
5- ¿Se siente desorientada pero con aptitudes para realizar muchos proyectos?

En estado Wild Oat negativo el individuo se siente insatisfecho en todas las actividades que realiza y continúa sin encontrarle sentido a su vida a pesar de las habilidades que tiene.

Cambia frecuentemente de trabajo, de profesión, de estudio, de amigos o de pareja, sucesos que lo frustran y lo desaniman.

Claro está que internamente la persona no tiene el valor ni el coraje para comprometerse en un solo proyecto o en una sola pareja y vive desperdiciando sus energías, su talento y el sentimiento pleno de felicidad.

Por su miedo a involucrarse entera-mente con algo vuelve una y otra vez a abrir un abanico de posibilidades sin aprovechar ni desarrollar ninguna.

Efectos del floral Wild Oat (estado positivo).

- Definición de metas.
- Mantener una línea.
- Estrechar las relaciones.
- Desarrollo personal.
- Deseo de echar raíces.

WILD ROSE
Alegría de vivir

"Si llevo una rama verde en el corazón
se posará un pájaro cantor sobre ella".

Principales síntomas:
Apatía. Rendición interior.

Cuestionario.

1- ¿Se siente infeliz?
2- ¿Se deja estar?
3- ¿Le da lo mismo hacer esto o aquello?
4- ¿Ha llegado a un punto en que no tiene interés por nada?
5- ¿Se siente cansada y sin iniciativa?

En estado Wild Rose negativo el individuo está harto de todas las dificultades de la vida y en vez de enfrentarlas se rinde ante ellas en forma apática y desinteresada.

Es como tirar la toalla antes de tiempo por un sentimiento fatalista y de insatisfacción. En este caso, y en vez de encarar para provocar un cambio posible, la persona se resigna a su destino de manera triste y negativa y se vuelve indiferente y aburrida.

Ha llegado un momento donde no se queja ni se desespera, arrastrada por su cansancio diario y por su poca energía y vitalidad.

Su deseo es dejarse llevar por la corriente ya que no encuentra un factor motivador o propulsor para intentar darle alegría a la vida, a la de ella y, en definitiva, a la de todos.

Efectos del floral Wild Rose (estado positivo).

- Abrir las puertas.
- Movilización de la energía.
- Interés en la vida.
- Desarrollo de las capacidades.
- Se deja guiar por las propias fuerzas positivas en vez de arrastrarse por causa de cargas negativas externas.

WILLOW
Aceptación del destino

"También con las piedras que le ponen a uno en el camino se pueden hacer cosas bellas".

Principales síntomas:
Resentimiento. Amargura. Víctima de la vida.

Cuestionario.

1- ¿Se siente víctima del destino?
2- ¿Piensa que todo el mundo está en su contra?
3- ¿Se pasa quejando porque no le sale nada?
4- ¿Se encuentra triste y amargada?
5- ¿Es venenosa en sus pensamientos?

En estado Willow negativo el individuo tiene la sensación que merece otra cosa de la vida y reniega permanentemente lo que el destino "malamente" le brinda.

La persona proyecta fuera de las propias decisiones su rencor y su amargura por no poder asumir la responsabilidad de la situación que vive. Busca culpables y a ellos destina la causa por ser tratada injustamente.

En este estado los sentimientos suelen ser negativos y pesimistas, bloquean-do toda ayuda capaz de cambiarle la postura para erradicar su ira y su rencor.

En ocasiones el resentimiento es tan hondo que intenta aguar la fiesta a los demás, o por lo menos contagiarlos con su infortunio y con su negatividad.

Efectos del floral Willow (estado positivo).

- Reconocer responsabilidades.
- Posibilidad para cambiar la situación.
- Arquitecto de su destino.
- Actitud positiva.
- Sensación de equilibrio interno ante las propias necesidades.

RESCUE REMEDY
Remedio de rescate

Rescue Remedy no es específicamente un floral sino que está compuesto por cinco de ellos:

Cherry Plum
Clematis
Impatiens
Rock Rose
Star of Bethlehem

Su uso, como lo indica su nombre, es para casos de emergencia o de crisis. Su acción, debido a su constitución, es integrar rápidamente los flujos de energía; es decir, en situaciones límites y en situaciones urgentes el cuerpo sutil tiende a separarse del cuerpo físico. Rescue Remedy los vuelve a integrar armonizando y desbloqueando los canales de circulación energética.

APLICACIONES POSIBLES:

Accidentes.
Discusiones fuertes.
Exámenes.

Disputas.
Operaciones.
Noticias desagradables.
Entrevistas.
Visita al dentista.
Divorcios.
Mordidas de perro.
Excesivo estrés.
Primer vuelo.
Fallecimientos.
Nacimientos.

En cualquier circunstancia crítica Rescue Remedy ayuda a recuperar las fuerzas para restablecerse o para acelerar el proceso curativo que el cuerpo debe asumir.

Por supuesto que su función es equilibrar emocionalmente al individuo ante un momento crítico, **<u>pero no es sustituto del tratamiento médico adecuado para el padecimiento que la persona sufre.</u>**

TERCERA PARTE

GUIA DEL POSIBLE FLORAL A APLICAR

ACLARACIÓN

Cuando aparecen dos o más florales entre paréntesis significa que es recomendable una combinación de los mismos. En cambio, cuando los separa solamente una coma se está indicando que deberá consultar en la segunda parte del libro cuál estado emocional es el causante del síntoma y cuál es la flor precisa para procesarlo. Si la duda persiste consulte a un terapeuta floral para beneficiar la prescripción capaz de curar su dolencia.

Además conviene aclarar nuevamente **que los florales no sustituyen el tratamiento médico adecuado en caso de enfermedades terminales, accidentes, descompensaciones sicológicas, infartos o síntomas que han persistido durante muchos años, sino que son un complemento sorprendente a la hora de colaborar con la dolencia del paciente y con el estado de sus más allegados.**

"La verdadera causa que se esconde tras la enfermedad es el estado emocional del paciente y no su constitución física".

Abandonado, se siente: Chicory, Heather

Abandono de tratamientos: Gentian

Abatido: Elm, Larch, Gentian

Abdominales, espasmos, ayuda para: (Rescue Remedy, Mimulus)

Abierto, poco:
- por temor a mostrarse: Agrimony
- por no querer involucrarse: Water Violet

Abrumación: Elm

Abscesos, ayuda para: Willow, Honeysuckle, Chicory

Abulia: Wild Rose

Abusar:
- deja que los demás abusen de usted: Centaury
- siente que los demás abusan de usted: Chicory
- abusa usted de los demás: Vine

Acabado, se siente: Sweet Chestnut

Aceptar:
- lo que uno siente: Agrimony, Pine, Holly
- lo distinto: Beech

- lo que uno opina: Cerato
- el destino: Willow
- el cuerpo: Crab Apple

"Todo depende, en mayor medida, del individuo que de la enfermedad en sí".

Acné: Pine, Larch, Crab Apple, Olive

Actitud negativa:
- consigo misma: Larch
- con los demás: Beech
- con el destino: Willow
- general: Gentian
- pasajera: Holly
- ante el físico: Crab Apple

Accidentes: Rescue Remedy, Rock Rose, Star of Bethlehem

Acné, ayuda para: (Crab Apple, Holly)

Adicciones, ayuda para: Agrimony, Heather, Chicory, Mimulus

Aferrarse:
- a una situación pasada: Honeysuckle
- a los demás: Chicory
- a la niñez: Heather

- a la culpa: Pine
- a un momento traumático: Star of Bethlehem

Agitada, se siente:
- por acelerada: Impatiens
- por no tolerar a los otros: Beech
- por celos: Holly
- por exceso de entusiasmo: Vervain

Agotamiento:
- por ser demasiado servicial: Centaury
- por no parar: Oak
- por exigirse estrictamente: Rock Water
- por rutina: Hornbeam
- por no dar más: Olive

Agresividad:
- por bronca: Holly
- por imponerse: Vine
- por rencor: Willow
- por timidez: Mimulus

"La enfermedad del cuerpo, en sí misma, no es otra cosa más que el resultado de la disarmonía entre el alma y el espíritu".

Aislamiento:
- por sentirse superior: Water Violet
- por necesidad de ser el centro: Heather
- por apurada: Impatiens

- por miedo: Mimulus
- por inseguridad: Larch
- por no ensuciarse: Crab Apple

Alcoholismo, ayuda para: Agrimony, Mimulus, Holly, Heather, Chicory

Alegría: Wild Rose, Gentian, Clematis, Agrimony

Alergias, ayuda para: Crab Apple, Beech, Agrimony, Vervain, Chicory, Cherry Plum

Aliciente, falta de:
- por depresión sin motivo: Mustard
- por indiferencia: Clematis
- por apatía: Wild Rose
- por indefinición en la vida: Wild Oat

Altanera: Water Violet, Beech, Vine

Alzheimer, ayuda para: Gorse, Clematis, Mimulus, Walnut

Amargada: Willow

Ambición: Vine

Amor: Chicory, Holly

Amor propio: Larch

Amnesia, ayuda para: Clematis, Chestnut Bud, White Chestnut, Honeysuckle

Anemia, ayuda para: Gentian, Wild Rose

Angustia:
- por tormento interior: Agrimony
- por indefinición en la vida: Wild Oat
- por temor a enloquecer: Cherry Plum
- porque nadie la quiere: Chicory
- por abrumación: Elm
- por desolación: Gorse
- por aferrarse al pasado: Honeysuckle
- por depresión: Mustard, Gentian
- por sentirse culpable: Pine
- por una situación traumática: Star of Bethlehem
- por factores externos: Walnut
- por temor a que le ocurra algo a un familiar: Red Chestnut

"La salud depende de que estemos en armonía con nuestro cuerpo".

Anorexia, ayuda para: Holly, Centaury, Agrimony

Ansiedad: Rescue Remedy, Impatiens, Agrimony

Añoranza: Honeysuckle

Apatía: Wild Rose

Apetito, falta de: Mimulus, Wild Rose, Holly

Apetito, demasiado: Chicory, Mimulus, Heather, Agrimony

Apoplejía, ayuda para: (Rescue Remedy, Gentian)

Aprecio: Larch, Centaury, Holly

Aprender: Chestnut Bud

Arañazos frecuentes, ayuda para: Willow, Holly

Arrogante: Beech, Vine, Water Violet

Arrugas, ayuda para: Gentian, Gorse, Willow, Crab Apple

Arterias, ayuda para: Gentian, Wild Rose, Vine

Arteriosclerosis, ayuda para: Willow, Gentian, Centaury, Vine, Holly

Articulaciones, ayuda para: Wild Oat, Rock Water

Artritis, ayuda para: Chicory, Willow

"Los florales nos ayudan en el mantenimiento de nuestro bienestar, protegiéndonos del ataque de agentes desa-gradables".

Artrosis, ayuda: Vervain, Rock Water, Vine

Asco: Crab Apple

Asfixia, ayuda para ataques: Rescue Remedy, Chicory

Asma, ayuda para: (Chicory, Holly), Heather, Agrimony, Wild Oat

Astigmatismo, ayuda para: Centaury, Agrimony, Holly

Atención, deseo de recibir: Heather, Chicory

Atractiva, no se encuentra:
- a sí misma: Larch
- por sus sentimientos: Pine, Agrimony
- por un detalle: Crab Apple

Ausencia:
- por pensar en el futuro: Clematis
- por pensar sin poder detenerse: White Chestnut
- por recordar el pasado: Honeysuckle
- por falta de comprensión: Chestnut Bud

Autocompasión: Chicory

Autoritario: Vine

Bazo, ayuda para: Crab Apple

Biliares cálculos, ayuda para: Willow, Beech, Crab Apple

Bloqueada, se siente:

- frente a una nueva situación: Rock Rose
- frente a algo que vivió: Star of Bethlehem
- frente a dos alternativas: Scleranthus
- frente a la vida: Wild Oat
- frente a un proyecto: Larch
- frente a una pesadilla: Aspen
- frente a lo que le pueda ocurrir a otro: Red Chestnut

Boca, ayuda para: Wild Oat, Rock Water

Bocio, ayuda para: Willow

"El principio a aplicar es siempre el mismo: se debe atender al paciente según su estado de ánimo, su carácter y su individualidad".

Bondadosa, demasiada:
- por no poder decir no: Centaury
- para que no la dejen sola: Chicory
- para no tener problemas: Agrimony

Brazos, ayuda para problemas de: Chicory, Chestnut Bud

Bronquitis, ayuda para: (Agrimony, Holly)

Buen humor, esconde los problemas con: Agrimony

Bulimia, ayuda para: Crab Apple, Chicory, Mimulus, Pine

Cabeza, ayuda para dolores: (Rescue Remedy, Gentian)

Caderas, ayuda para: Mimulus, Chicory, Wild Oat

Calambres, ayuda para: Rescue Remedy

Cambios, ayuda para: Walnut

Cáncer, ayuda para: Willow, Gorse, Gentian, Walnut

Cansada, se siente:
- totalmente: Olive
- mental: Hornbeam
- por falta de interés: Wild Rose
- por brindarse a los demás: Centaury
- por no detenerse: Oak

Capacidad de resistencia:
- poca: Gentian, Wild Oat, Scleranthus
- en exceso: Oak, Vervain, Rock Water, Vine

Caprichosa: Heather, Holly, Chicory

Catalizadores: Holly, Wild Oat

Cataratas, ayuda para: Gentian, Gorse

Cefaleas: White Chestnut

Celosa: Holly

"El momento en el que el pensamiento de otra persona irrumpe en nuestro espíritu nos desvía de nuestro verdadero rumbo".

Celulitis, ayuda para: Pine, Centaury

Centro, quiere ser: Heather, Chicory, Agrimony

Ciática, ayuda para: Chicory, Mimulus, Gorse

Circulación, ayuda para: Wild Rose, Gentian

Cistitis, ayuda para: Vine, Rock Water

Colérica: Cherry Plum, Holly

Colesterol, ayuda para: Gentian, Mimulus

Cólicos, ayuda para: Rescue Remedy, Impatiens, Holly

Colitis, ayuda para: (Chicory, Honeysuckle)

Columna, ayuda para: Wild Oat, Rock Water, Vervain, Vine, Willow, Sweet Chestnut

Coma, ayuda para: (Clematis, Rock Rose)

Comezón, ayuda para: Pine

Compartir: Water Violet, Chicory, Holly, Rock Water, Beech, Willow

Compasión: Chicory

Complaciente: Centaury

Concentración, falta de:
- por no poder detener los pensamientos: White Chestnut
- por construir castillos en el aire: Clematis
- por escaparse al pasado: Honeysuckle
- por no asimilar las experiencias: Chestnut Bud

Conciencia, remordimiento de: Pine

Confianza:
- en sí misma: Larch
- en la intuición: Cerato
- en el futuro: Gentian
- en los demás: Holly, Beech, Impatiens

Conflictos, elude los: Agrimony, Centaury

"Somos hijos de Dios, y todo lo que nuestra alma nos obliga a hacer es por nuestro bien".

Confusa:
- por todo: Cerato
- entre dos posibilidades: Scleranthus
- por cansancio: Hornbeam
- por sí misma: Larch
- por no conocer la vocación: Wild Oat

Congestión, ayuda para: (Rescue Remedy, Gentian)

Conjuntivitis, ayuda para: Gentian, Clematis

Contactos:
- problemas para acercarse a los demás: Water Violet
- evita que los demás se acerquen para no ser ensuciada: Crab Apple
- los desea: Chicory

Contracturas, ayuda para: Rock Water, Oak, Vervain, Impatiens

Convulsiones, ayuda para: (Rescue Remedy, Gentian)

Coraje: Rock Rose, Mimulus

Corazón, ayuda para: Oak, Chicory, Holly

Creatividad: Clematis

Crítica:
- le cuesta aceptarla por sentirse inferior: Larch
- le cuesta aceptarla por sentirse culpable: Pine
- le cuesta aceptarla por sentir que no la quieren: Chicory
- es con los demás: Beech
- es consigo misma: Pine, Rock Water, Larch

Debilidad:
- por ser demasiado servicial: Centaury

- por agotamiento total: Olive
- por desinterés: Wild Rose
- por indefinición: Wild Oat
- por huir a las nubes: Clematis

Decepcionada:
- por no recibir agradecimiento: Chicory
- porque el destino la maltrata: Willow
- porque duda de sí misma: Gentian
- por sentirse culpable: Pine

"La enfermedad es la resistencia de la personalidad frente al liderazgo del alma, hecho que se manifiesta corporalmente".

Decidirse, problemas para:
- entre dos situaciones: Scleranthus
- duda de todo y solicita consejo: Cerato
- por su vocación: Wild Oat
- por separación física y emocional: Walnut

Dejar de pensar permanentemente: White Chestnut

Dejarse impresionar:
- por las habilidades de otro: Larch
- por la opinión de otros: Cerato, Walnut, Centaury

Demencia, ayuda para: Clematis, Gentian, Gorse, Walnut

Dentales, ayuda para problemas: (Rescue Remedy, Gentian), Wild Oat, Walnut

Depresión:
- sin motivo: Mustard
- frente a dificultades: Gentian
- porque los otros son mejores: Larch
- por pecar: Pine
- por no encontrarle sentido a nada: Gorse
- por no saber qué hacer en la vida: Wild Oat
- por abrumación transitoria: Elm
- por influencias externas ante un cambio: Walnut

Desagradecida: Chicory

Desaliento: Gentian

Desamparo:
- por los otros: Chicory
- por no poder imponerse: Centaury
- por temor a equivocarse: Larch
- por culpa: Pine

Desánimo: Gentian, Elm, Walnut

"Nunca se erradicará ni curará la enfermedad con los actuales métodos materialistas, por la sencilla razón de que la enfermedad no es material en su origen".

Desatención:
- por recuerdos: Honeysuckle

- por proyectos futuros: Clematis
- por pensar como un disco rayado: White Chestnut
- por cambios de humor: Scleranthus
- en general: Chestnut Bud

Desconcertada: Cherry Plum, Scleranthus

Desconfiada:
- por dificultades: Gentian
- por sí misma Larch
- por los otros: Holly

Desconsolada:
- sin razón: Mustard
- general: Gorse

Desequilibrada:
- entre dos estados: Scleranthus
- por una crisis: Rescue Remedy
- por temor a enloquecer: Cherry Plum

Desesperada: Gorse, Sweet Chestnut

Desmayos, ayuda para: Clematis

Desorientada: Wild Oat, Cerato

Despreciable, se siente: Pine, Larch, Crab Apple

Destructiva:
- en general: Holly
- por buscar la culpa en los demás: Willow
- por buscar la culpa en sí misma: Pine

- por intento de suicidio: Cherry Plum

Diabetes, ayuda para: Gentian

Diarrea, ayuda para: (Rescue Remedy, Gentian), Scleranthus

Dificultades:
- siempre la misma: Chestnut Bud
- se desanima ante ellas: Gentian
- no se entrega: Oak
- no encuentra salida: Sweet Chestnut

"Si bien el tratamiento material es aparentemente eficaz, resulta sólo un mero alivio temporal por no suprimir la verdadera causa de la enfermedad".

Digestivos, problemas: Wild Oat, Impatiens, Chicory

Diplomática, en exceso:
- para evitar conflictos: Agrimony
- para conseguir atención: Chicory

Diplomática, nada:
- por impaciente: Impatiens
- por dureza: Rock Water, Vine

Disnea, ayuda para: Cherry Plum

Dolor, ayuda para: Rescue Remedy, Holly, Pine

Dominante: Chicory, Vine

Dominio, falta de: Larch, Holly

Dudar:
- de sí misma: Larch
- de su intuición: Cerato
- de lo que viene: Gentian
- de no poder con su trabajo diario: Hornbeam
- de no cumplir con sus compromisos: Elm
- de lo que quiere hacer en la vida: Wild Oat
- entre dos posibilidades: Scleranthus

Eczemas, ayuda para: Scleranthus, Pine, Willow, Holly, Larch

Egoísta: Chicory, Heather, Water Violet

Embarazo: Rescue Remedy, Walnut

Endeble: Larch

Energía: Olive, Hornbeam

Enfadada, está: Holly, Chicory, Willow

"Se suele creer que la enfermedad tiene su origen en el cuerpo".

Enfermedades, ayuda para:
- crónicas: Gentian, Gorse, Olive

- terminales: Walnut, Gorse
- repentinas: Clematis, Oak

Enuresis, ayuda para: Cherry Plum

Ensuciada, se siente: Crab Apple

Envidia:
- la expresa: Holly
- la guarda: Willow

Epilepsia, ayuda para: Cherry Plum, Walnut, Olive

Escrúpulos, sin: Chicory, Vine

Espalda, ayuda para: Wild Oat, Vervain

Espinillas, ayuda para: Willow, Crab Apple

Esterilidad, ayuda para: Larch, Gentian, Mimulus

Estómago, ayuda para: Chicory, Holly

Estreñimiento, ayuda para: Chicory, Crab Apple, Honeysuckle, Olive, Scleranthus

Estrés, eficaz: Oak, Impatiens, Elm, Hornbeam, Olive, Vervain

Exámenes, eficaz en: (Elm, Gentian, Clematis, Larch, White Chestnut)

Exceso de sueño: Clematis

Exceso de trabajo: Oak, Vervain, Impatiens, Elm

Excitada: Rescue Remedy, Vervain, Impatiens, Mimulus

Exigir:
- le exigen demasiado: Oak, Elm, Hornbeam, Olive
- exige a los demás: Impatiens, Vine, Vervain, Rock Water, Chicory

Fanática: Vervain

Fastidio por cualquier cosa: Beech

"Todo en la naturaleza es simple".

Fibroma, ayuda para: Willow, Crab Apple

Fiebre, ayuda para: (Rescue Remedy, Gentian)

Flatulencias, ayuda para: Chicory, Crab Apple, Walnut, Honeysuckle

Flexibilidad: Rock Water, Vine, Beech, Impatiens

Fracaso, miedo al: Larch

Fracturas, ayuda para: Rescue Remedy, Star of Bethlehem

Frigidez, ayuda para: Pine, Mimulus, Centaury

Frustrada: Willow

Furiosa: Holly

Garganta, ayuda para: Rescue Remedy, Beech, Centaury

Gastritis, ayuda para: Chicory, Gentian

Genitales, problemas: Larch

Gota, ayuda para: Vine, Impatiens, Holly

Hechizos: Walnut

Hemorragias, ayuda para: Gentian, Wild Rose, Wild Oat

Hemorroides, ayuda para: Chicory

Hepatitis, ayuda para: Walnut, Chicory, Holly

Herpes labial, ayuda para: Willow, Cherry Plum

Hígado, ayuda para: Chicory, Holly, Willow

Hiperactividad: Vervain, Impatiens

Hipersensible: Agrimony, Holly, Walnut
- a las críticas: Larch, Centaury
- a las pesadillas: Aspen
- demasiada tímida: Mimulus

"Ningún floral es tóxico, independientemente de la cantidad que se tome".

Hostil: Holly

Hipertensión, ayuda para: Holly, Rock Water, Vine, Agrimony

Hipocondríaca: Heather

Hipotensión, ayuda para: Clematis, Centaury

Hongos, ayuda para: Chicory, Centaury, Pine

Impaciente: Impatiens

Impertinente: Heather

Imponer:
- su propia intuición: Cerato
- no puede imponerse por miedo de herir a otros: Centaury
- no puede imponerse por no tener confianza en sí misma: Larch
- no quiere imponerse para evitar conflictos: Agrimony

Impotencia, ayuda para: Larch, Mimulus, Pine

Impulsiva, en exceso: Impatiens, Vervain

Inaccesible, aparenta ser: Water Violet

Incapaz, se siente: Larch

Incomprendida: Chicory, Heather

Inconstante:
- por falta de voluntad: Centaury
- por falta de interés: Wild Rose
- por falta de confianza: Larch
- por desilusión: Gentian
- por oscilar de un estado a otro: Scleranthus
- por desconfiar del propio juicio: Cerato

"La razón principal del fracaso de la medicina moderna es que trata los resultados pero no las causas".

Incontinencia, ayuda para: Willow, Cherry Plum

Indecisa:
- entre dos cosas: Scleranthus
- pide consejo: Cerato
- sobre lo que quiere hacer en la vida: Wild Oat

Indiferente:
- por resignación: Wild Rose
- por desolación: Gorse
- por depresión sin motivo: Mustard
- por escapar al pasado: Honeysuckle
- por escapar al futuro: Clematis
- por pérdida de fe: Gentian

Indigestión, ayuda para: Rescue Remedy, Willow, Chicory

Infarto, ayuda para: (Rescue Remedy, Gentian)

Inferior, se siente: Larch

Iniciativa, falta de:
- por apatía: Wild Rose
- por pensar en el futuro: Clematis
- por fatiga mental: Hornbeam
- por agotamiento: Olive
- por amargura: Willow
- por estancarse en vivencias pasadas: Honeysuckle

Injusta:
- con las demás: Beech
- los demás con usted: Willow, Chicory
- con usted: Pine, Larch

Inquieta:
- por aceleración: Impatiens
- por exceso de entusiasmo: Vervain
- por temor: Mimulus
- por tormento interior: Agrimony
- por finalizar la tarea: Oak
- por no parar de pensar: White Chestnut

"Cualquier acción contra nosotros mismos o contra otro, afecta la totalidad".

Insatisfecha:

- consigo misma: Larch
- con la rutina: Hornbeam
- con sus sentimientos: Pine, Agrimony
- con su vida: Wild Oat
- con el destino: Willow
- con los demás: Beech
- con el afecto: Chicory

Insegura: Larch

Insomnio:
- se despierta en medio de la noche: Agrimony
- su cabeza no se detiene: White Chestnut
- está muy preocupada porque un familiar no llegó: Red Chestnut
- no quiere para de hacer las cosas: Vervain
- está muy acelerada: Impatiens
- tiene muchas pesadillas: Aspen

Insoportable con los demás: Beech

Intestinos, ayuda para: Chicory, Olive, Crab Apple

Intolerante: Impatiens, Beech, Vine, Water Violet

Intoxicaciones, ayuda para: Crab Apple

Intoxicada, se siente: Crab Apple

Intuición: Cerato

Irritable: Holly, Chicory, Impatiens, Beech
Jaqueca, ayuda para: (Rescue Remedy, Gentian)

Júbilo, exceso de: Vervain

Laringitis, ayuda para: Holly, Impatiens, Agrimony, Gentian

Lástima de sí misma: Chicory

Leucemia, ayuda para: (Rescue Remedy, Gentian), Gorse, Willow, Crab Apple

"Hay muchas personas que suprimen sus verdaderas necesidades y se convierten en individuos que se desarrollan en el sitio equivocado".

Líquido, ayuda para retención de: Chicory, Honeysuckle, Crab Apple

Llanto: Chicory, Heather

Luchadora incansable: Oak
Mala suerte, siente: Willow

Malicia: Holly

Manipular:
- a los demás: Chicory
- se deja: Centaury

Mareos, ayuda para: Rescue Remedy, Clematis

Masoquista: Vine, Centaury

Melancolía:
- frente al pasado: Honeysuckle
- por depresión: Mustard

Menopausia, ayuda para: Walnut, Mimulus

Menospreciada:
- a nivel de atención: Chicory
- por el destino: Willow
- por los demás: Centaury
- por sí misma: Larch, Pine

Menstruación, ayuda para: Scleranthus, Rock Water, Pine

Miedo:
- no sabe a qué: Aspen
- lo define claramente: Mimulus
- de estallar: Cherry Plum
- de que le suceda algo a otra persona: Red Chestnut
- en una situación angustiaste: Rock Rose
- de herir a los demás: Centaury
- de fracasar: Larch
- de contagiarse: Crab Apple
- de los conflictos: Agrimony
- de las dificultades: Gentian
- de los sentimientos: Pine

"Nunca deberíamos tener miedo al nombre con el que se denomina a una enfermedad, ese miedo puede detener la curación".

Miserable, se siente: Willow

Motivación:
- no tiene por desinterés: Wild Rose
- no tiene por anticipar el fracaso: Larch
- no tiene por agotamiento total: Olive
- no tiene por cumplir tareas rutinarias: Hornbeam
- le falta por indefinición de metas: Wild Oat

Muela de juicio impactada, ayuda para: (Rescue Remedy, Gentian)

Nacimiento, ayuda para: Star of Bethlehem, Walnut

Nariz:
- goteo: Chicory, Gentian
- hemorragia: Larch, Gentian
- moqueo: Chicory, Crab Apple

Nerviosa:
- por ir muy rápido: Impatiens
- por timidez: Mimulus
- por tormento interior: Agrimony
- por exceso de energía: Vervain
- general: Rescue Remedy

Neumonía, ayuda para: Olive, Star of Bethlehem

Neuralgia, ayuda para: Pine, Walnut

Nostalgia: Honeysuckle

Obesidad, ayuda para:
- por necesidad de protección: Chicory
- por miedo: Mimulus
- por culpa: Pine
- por conflictos internos: Agrimony
- por llamar la atención: Heather

"Tratar la persona no la enfermedad".

Objetivo, falta de: Wild Oat

Obstinación:
- de contagiar una idea: Vervain
- por imponer: Vine
- por mantener un principio estrictamente: Rock Water
- por la atención de los demás: Chicory
- por no parar de trabajar: Oak

Odio: Holly

Ofendida:
- se siente por los demás: Chicory

- se siente por la vida: Willow

Olor corporal, ayuda para: Crab Apple, Holly

Olvidadiza: Chestnut Bud

Oprimir:
- deja que la opriman: Centaury
- se siente oprimida: Chicory
- oprime a otros: Vine
- se oprime a usted misma: Rock Water

Orden: Crab Apple, Scleranthus

Orgullosa: Water Violet

Osteoporosis, ayuda para: Wild Oat, Gorse

Paciencia: Impatiens

Palidez: Gorse

Pánico: Rock Rose

Parálisis, ayuda para: Rescue Remedy, Rock Rose

Pedante: Beech, Water Violet, Rock Water, Vine

Pensamientos:
- giratorios: White Chestnut
- cansados: Hornbeam
- inestables: Scleranthus

- negativos: Holly
- negativos sobre sí misma: Larch
- negativos sobre lo que viene: Gentian
- intolerantes: Beech
- resentidos: Willow
- de desolación: Gorse
- de haber llegado al límite: Sweet Chestnut
- de ensoñación: Clematis
- torturantes: Agrimony

"Prevenir es mejor que curar".

Pérdida:
- no la puede superar: Honeysuckle
- le provoca dolor: Star of Bethlehem
- se ha propuesto seguir adelante: Walnut

Perdido, se siente: Wild Oat

Perjudicada, se siente: Willow

Persuadir:
- se deja: Centaury, Cerato, Larch
- lo hace: Chicory, Vervain

Pesadillas: Aspen

Pesimista: Gentian

Piel, ayuda para: Pine, Crab Apple

Posesiva: Chicory

Positiva, ser más: Gentian, Willow, Gorse, Larch

Preocupación:
- por lo que le ocurra a los demás: Red Chestnut
- por la atención de los otros: Chicory
- por el propio bien: Heather
- por detalles: Crab Apple
- vive preocupada: White Chestnut

Presentimientos: Aspen

"Erase una vez un hombre que estaba tan aferrado a sus propiedades que no pudo aceptar un regalo de Dios".

Próstata, ayuda para: Vine, Beech, Chicory

Protección: Walnut

Psoriasis, ayuda para: Pine, Crab Apple, Willow, Larch, Holly

Rechazo:
- miedo a ser rechazado: Larch, Centaury
- de lo diferente: Beech
- de los sentimientos: Agrimony, Pine

- de una parte del cuerpo: Crab Apple

Rencorosa:
- lo expresa a menudo: Holly
- lo reserva: Willow

Rendirse:
- nunca: Oak, Vervain
- enseguida: Gentian, Larch, Wild Oat

Represión:
- se autorreprime: Rock Water
- se autocastiga: Pine
- reprime a los demás: Vine, Beech
- deja que lo repriman: Centaury
- se hace la reprimida: Chicory

Reproches: Pine, Rock Water

Repugnancia, siente: Crab Apple

Resfrío, ayuda para: (Rescue Remedy, Gentian, Crab Apple)

Resignada: Wild Rose, Gorse

Resistencia, falta:
- por cansancio: Olive, Hornbeam
- por depresión: Gentian, Mustard
- frente a la realidad: Clematis, Mimulus

Responsabilidad:
- se siente responsable de todo: Oak

- siente que no puede cumplir con ella: Elm
- se siente agotada: Olive
- siente la responsabilidad de convencer a los otros: Vervain
- siente la responsabilidad de mantener estrictamente el mismo ideal: Rock Water
- siente la responsabilidad de preocuparse por los demás: Red Chestnut
- siente la responsabilidad de imponer a los demás su forma de ser: Vine
- le cuesta ser responsable: Wild Oat, Clematis

"Para que nosotros mismos seamos libres, debemos dar libertad a los demás".

Reuma, ayuda para: Chicory, Willow

Rigidez:
- consigo misma: Rock Water
- por un ideal: Vervain
- con los demás: Beech
- en dar ordenes: Vine

Rigidez, ayuda para:
- en la parte superior de la espalda: Vervain
- en las articulaciones: Rock Water, Vine
- en hombros y cuello: Impatiens
- en las arterias: Vine

Riñón, ayuda para: Chicory, Crab Apple, Gentian

Rodillas, ayuda para: Rock Water

Sacrificio:
- por los demás: Centaury
- por la familia: Chicory
- para no sentirse culpable: Pine
- general: Oak

Sádica: Vine

Sangre, ayuda para: Gentian, Wild Rose

Senilidad, ayuda para: Chicory, Heather

Sensible, demasiado:
- a los ruidos: Beech
- a lo extraño: Beech
- a la crítica: Larch
- a las discusiones: Agrimony
- a influencias externas: Walnut
- a consejos: Cerato
- a todo: Mimulus

"El amor y todos sus atributos expulsan lo equivocado".

Sentimientos:
- de inferioridad: Larch

- de culpa: Pine
- de odio: Holly
- de rencor: Willow
- de impureza: Crab Apple
- de soledad: Water Violet, Heather, Impatiens
- que cambian en dos direcciones: Scleranthus
- de no soportar más: Sweet Chestnut
- de desesperanza: Gorse
- de abrumación: Elm
- de volverse loca: Cherry Plum
- de temor: Mimulus
- los esconde: Agrimony
- de dominio: Vine
- de preocupación: Red Chestnut
- de pánico: Rock Rose

Servicial:
- en exceso, por no poder decir no: Centaury
- por sentirse responsable: Oak
- en exceso, aunque los demás no lo pidan: Chicory

Severo: Rock Water

Sexo, problemas para tener: Larch, Pine, Agrimony

Sida, ayuda para: Gentian, Pine, Walnut

Sinusitis, ayuda para: Rescue Remedy, Chicory, Agrimony, Crab Apple

Situación crítica: Rescue Remedy

Soledad:
- por ir demasiado rápido: Impatiens
- por sentirse por encima del resto: Water Violet
- por falta de atención: Heather

Sometimiento: Centaury

"La enfermedad carece de importancia, lo que realmente importa es el paciente".

Sucia, se siente: Crab Apple

Sugestionable:
- por los demás: Centaury
- por las dificultades: Gentian
- por dudar: Cerato
- por no enfrentar conflictos: Agrimony
- ante un cambio: Walnut
- por inseguridad: Larch
- por desconfianza: Holly

Suicidio, intento: Rescue Remedy, Cherry Plum

Supersticiosa: Aspen

Taquicardia, ayuda para: Rescue Remedy, Cherry Plum, Holly

Tartamudez, ayuda para: Mimulus, Centaury

Tensión:
- muscular: Vervain, Impatiens
- nerviosa: Mimulus
- por extrema rigidez: Vine, Beech, Rock Water

Terquedad: Holly, Chicory

Terror: Rock Rose

Timidez: Mimulus

Tonificante: Olive, Hornbeam

Tortícolis, ayuda para: Impatiens

Tos, ayuda para: Chicory, Heather, Holly

Transpiración: Mimulus

Triste:
- por algo que ocurrió: (Star of Bethlehem, Honeysuckle)
- por resignación: Wild Rose

Trombosis, ayuda para: Cherry Plum, Chicory, Holly

"Nuestros errores no se fundamentan en nuestras estrellas, sino en nosotros mismos".

Tumores, ayuda para: Willow, Gentian, Walnut

Ulcera, ayuda para: Rescue Remedy, Willow, Holly, Chicory, Pine, Gentian

Uñas, morder: (Agrimony, Pine, Vine)

Valentía: Mimulus

Valor propio, falta: (Larch, Mimulus)

Vanidosa: Vine

Varicela, ayuda para: Rescue Remedy, Walnut

Varices, ayuda para: Olive, Elm, Gentian

Veleidosa: Scleranthus, Cerato

Vejiga, ayuda para: Vine, Beech, Holly

Vengativa:
- lo expresa: Holly
- lo guarda: Willow

Vergüenza: Crab Apple, Mimulus, Pine

Verrugas, ayuda para: Crab Apple

Vértigo, ayuda para: Rescue Remedy, Mimulus

Violencia: Holly, Cherry Plum

Vista, ayuda para: Mimulus, Willow

Volverse loca, miedo de: Cherry Plum

Vuelta a la vida: Sweet Chestnut, Gorse, Walnut

CUARTA PARTE

REPERTORIO DE CAMBIOS

AGRIMONY
Disposición a tomar conciencia de los conflictos

Con este remedio floral el individuo se da cuenta de aquello que es, incluso integrando aquellas partes que no le gustan de su ser, para luego mostrarse tal cual siente y mostrarse tal cual piensa.

El efecto positivo de esta flor radica en la fuerza que otorga a la persona para abrirse a los demás y en transformar la energía derrochada que utiliza con caretas y con máscaras para fortalecer su confianza y para poder soportar mejor los conflictos con el resto de la gente.

Verá usted que al tomar esta esencia encontrará la voluntad necesaria para expresar a los otros sus temores y sus preocupaciones en forma sincera, sin sentirse mal por ello. Verá, también, que la alegría natural la invade cada vez más y en mayores proporciones ya que, cuanto menos se oculte y cuanto más valor se dé a sí misma, se sentirá más querida y más reconfortada.

ASPEN
Sensibilidad consciente

Con este remedio floral el individuo logra interpretar de manera serena y tranquila los distintos mensajes enviados por el inconsciente.

El efecto positivo de esta flor radica en brindar a la persona suficiente seguridad interior para participar en aspectos desconocidos que presentan los planos más sutiles de la conciencia.

Logrará usted interpretar e integrar aquellos temores vagos e inexplicables que la atormentan en los sueños o en las noches, transformándolos positivamente para con los demás, como es el caso de los sicólogos y de los videntes.

También, podrá dejar de lado la superstición porque no necesitará ese refugio para protegerse de un miedo que será en vano que exista.

BEECH
Tolerancia

Con este remedio floral el individuo comenzará a percibir la realidad de una manera distinta; es decir, en vez de ver la ignorancia y los defectos del resto de las personas verá las características positivas capaces de distinguirlas.

El efecto positivo de esta flor radica en quebrar el bloqueo que impide tolerar los propios defectos y las propias debilidades, logrando con esto la visualización de las buenas cualidades en los demás.

Usted dejará de buscar permanentemente los rasgos negativos en los otros, ya que es capaz de descubrir los suyos propios. Verá que su mundo se inclina hacia la tolerancia y la generosidad. Será más agradable, cariñosa y jovial tanto con usted como con los seres que la rodean.

Además, transformará la energía que la lleva criticar todo a favor del desarrollo de la construcción.

CENTAURY
Fuerza de voluntad

Con este remedio floral el individuo despierta la capacidad de hacer valer su voluntad, dejando de ser un monigote que hace lo que otros le piden.

El efecto positivo de esta flor radica en que la persona se da cuenta que puede decir "no" sin lastimar por ello a los demás, comenzando, en consecuencia, a percibir sus verdaderos deseos y sus verdaderas necesidades.

Usted aprovechará la disposición de servicio que la caracteriza en los momentos que considere indicados, en lugar de entregarse permanentemente a personas o a causas sin razones para hacerlo o por el simple hecho de refugiarse en ellas.

Esta esencia la devolverá al camino de su propio proceso vital, que implica tomar decisiones bajo su absoluta responsabilidad, independientemente de las opiniones que tenga el resto de la gente.

CERATO
Intuición

Con este remedio floral el individuo gana confianza en su propio juicio y actúa con clara firmeza, ya que su intuición lo aconseja de acuerdo a lo que él quiere y a lo que él necesita.

El efecto positivo de esta flor radica en otorgarle seguridad a las propias opiniones y dejar, por lo tanto, de solicitar en forma permanente consejo a las demás personas.

En la medida que aumente la confianza en su intuición se irá dando cuenta que nadie más que usted sabe lo que realmente desea y no permitirá que ninguna otra opinión o ningún otro argumento la desvíe de la decisión que ha tomado.

Irá descubriendo sus verdaderas potencialidades, las cuales antes depositaba en los otros. Con Cerato usted transformará la energía que le impide confiar en su propia intuición a favor de aumentar las ganas y la capacidad de aferrarse a ella.

CHERRY PLUM
Serenidad

Con este remedio floral el individuo aprende a dejar de contener y de condicionar sus sentimientos, integrando a la vida aquellas partes de la personalidad que en algún momento reprimió, incluyendo su sexualidad.

El efecto positivo de esta flor radica en conectar estados emocionales capaces de desbordarnos con nuestra fuerza interior, hecho que implica la liberación de nuestros sentimientos de una forma serena y equilibrada.

Al tomar esta esencia usted encontrará los espacios y los tiempos adecuados para expresar y para transmitir lo que siente, sin tener la sensación de que va a estallar o de que va a perder la razón.

Con cada toma que realice usted ganará equilibrio y la plena vitalidad para recuperar la espontaneidad y la alegría que en algún momento tuvo.

CHESTNUT BUD
Capacidad de aprendizaje

Con este remedio floral el individuo aprenderá de las experiencias y de las situaciones que se repiten una y otra vez hasta que alcance a entender con claridad la "lección".

El efecto positivo de esta flor radica en integrar la actividad mental con la realidad exterior, las cuales, en este tipo de personalidad, están desfasadas o en distintas sintonías.

Con Chestnut Bud usted comenzará a prestar más atención al mundo que la rodea tanto como a sí misma, ocupándose de solucionar los problemas en el presente en vez de desarrollar conductas reiterativas e improductivas que siempre la dejan en el mismo sitio.

Verá que transforma su mundo evasivo del presente para extraer de toda vivencia lo mejor de ella y gozar, felizmente, con cada acontecimiento de la vida.

CHICORY
Generosidad

Con este remedio floral el individuo siente que su carencia afectiva se llena y comienza a crear relaciones más desinteresadas o, por lo menos, dejando de sentir la necesidad de ejercer presión y de ejercer control frente a sus más allegados.

El efecto positivo de esta flor radica en fortalecer la personalidad de acuerdo al amor que necesita y que antes buscaba en forma egoísta y condicionada.

Verá que Chicory le devolverá su capacidad de amar sin pedir nada a cambio. Se dará cuenta que para recibir afecto no es necesario transar por él, ya que brota del interior si usted es capaz de entregarse a los demás fuera de exigir que le devuelvan el favor.

Verá, también, que tendrá fuerza para brindar protección y seguridad. Más aún cuando hablamos del tema hijos. Usted podrá concederles la libertad que ellos quieren. Además de aceptar sus deseos de independencia, logrará aceptar que muchas veces los usa para que le presten atención y para que no la dejen sola.

Chicory la ayudará a transformar su energía negativa en verdadero amor.

CLEMATIS
Conciencia del presente

Con este remedio floral el individuo se adapta mejor al medio, en lugar de evadirse de la realidad, sobre todo con poca concentración y teniendo una actitud muy distraída.

El efecto positivo de esta flor radica en transformar la energía malgastada pensando en proyectos futuros a favor de reconocer la relación del mundo material con el propósito del alma.

Usted experimentará que aumenta su capacidad de concretar ideas en la realidad material, sintiéndose cada día más estimulada para llevar a cabo todo lo que hay en su imaginación.

Verá, también, que su concentración mejora y que ya no quiere distraerse más debido a que comienza a interesarle el desarrollo de todo su talento y de todo su potencial.

CRAB APPLE
Pureza y orden

Con este remedio floral el individuo empieza a prestar atención a cosas más importantes que los detalles, reconociendo su excesivo afán de tener todo limpio y todo ordenado.

El efecto positivo de esta flor radica en ayudar a la persona a percibir que la realidad sucia y desordenada que construye cotidianamente es fiel reflejo de su mundo interno, hecho que la lleva a transformarlo.

Tomando Crab Apple usted le dará importancia a las prioridades, en vez de atender en forma permanente cualquier clase de detalle.

Comprobará que lo perfecto no existe si no se acepta primero la imperfección. Y, también, modificará su conducta casi obsesiva por la pureza en beneficio del orden necesario y del equilibrio que tanto desea.

ELM
Responsabilidad

Con este remedio floral el individuo logra superar un estado transitorio de inseguridad provocado, la mayoría de las veces, por extremas cargas de responsabilidades.

El efecto positivo de esta flor radica en otorgar la confianza necesaria para poder distinguir lo que no se puede hacer de aquello que sí se puede. La persona adquiere una visión real acerca de la proporción de los problemas. Los asume como tales sin dejar de reconocer sus propias limitaciones.

Verá cómo gana confianza en la medida que vaya tomando esta esencia, siendo capaz de atender perfectamente sus deberes asumidos sin la sensación de sobrecarga ni de abrumamiento.

Elm la ayudará a tener verdadera responsabilidad, ya que no perderá nunca de vista sus capacidades con el fin de realizar las actividades que le corresponden y, también, cuando el compromiso asumido con los otros sea tan importante como su vida misma.

GENTIAN
Confianza en sí mismo

Con este remedio floral el individuo aleja su visión negativa de los hechos y de las cosas para reforzar una actitud alentadora frente a la vida.

El efecto positivo de esta flor radica en transformar el mundo negro que construye cada día a favor de la fe, el ánimo y el optimismo.

Gentian la ayudará a sobrellevar los conflictos sin caer en la depresión y en el pesimismo, ya que usted se dará cuenta que puede solucionarlos por más difíciles que parezcan.

Verá que todo cambia a su alrededor a partir de su transformación interior, logrando así, adquirir la confianza para enfrentar las circunstancias adversas que surjan en la vida.

GORSE
Esperanza

Con este remedio floral el individuo encuentra un nuevo sentido ante una situación que lo está desesperando y que lo está manteniendo contra las cuerdas.

El efecto positivo de esta flor radica en modificar su campo emotivo, el cual lo tiene atado a una profunda desolación, a favor de una apertura hacia la reflexión y hacia la renovación del sentimiento de esperanza.

Usted podrá aprender de la experiencia más dolorosa con paz y tranquilidad. A pesar de todo estará preparada para ser protagonista de su vida, en vez de rendirse a una honda depresión.

Gorse le entregará la llama que usted ha perdido y le devolverá la confianza para vivir con alegría por el resto de los días.

HEATHER
Capacidad de adaptación

Con este remedio floral el individuo logra transitar el paso que va del niño hacia el adulto, en lugar de permanecer estancado en una actitud infantil.

El efecto positivo de esta flor radica en desarrollar la capacidad de atender las necesidades de los demás en vez de preocuparse solamente por atender las propias y por esforzarse en ser el centro en la vida de todos.

Al tomar esta esencia usted alcanzará la madurez y la sensibilidad para poder dar y para poder brindarse a otras personas. Dejará atrás a la niña que sólo quiere tener y que sólo quiere que le den sin importarle el resto de la gente.

También verá cómo el sentimiento de soledad, que la envuelve en forma frecuente, disminuye con cada día que pasa por el simple hecho de que usted transformará la energía egoísta que la encierra a su mundo en un puente para abrirse por entera a las otras personas.

HOLLY
Amor

Con este remedio floral el individuo podrá reconocer aquellas emociones negativas y dar lugar para el afecto y el verdadero amor.

El efecto positivo de esta flor radica en comprender que formamos parte de algo que está más allá de nosotros; más precisamente, del universo divino, y que todo lo que ocurra a pesar nuestro debe ser bienvenido para enriquecer el sentimiento de amor que nos une con él.

Usted aprenderá a pertenecer a un orden superior. Se dará cuenta que la envidia, los celos o la agresividad están atrapados en su simple personalidad y que no son sentimientos necesarios cuando el amor brota del alma.

Tomando Holly encontrará el regalo de dios. Podrá regresar a su hogar simbólico ya que se sentirá protegida en la unión y en la armonía de todos los seres vivientes.

HONEYSUCKLE
Superación de la nostalgia

Con este remedio floral el individuo despega de las vivencias pasadas y se otorga un nuevo lugar para disfrutar de las vivencias presentes.

El efecto positivo de esta flor radica en comprender que lo vivido no se puede volver a vivir, hecho que libera a la persona de sujetarse a recuerdos bellos y a recuerdos placenteros.

Usted asumirá su vida ahora, en vez de atascarse en experiencias que han ocurrido en días o en años atrás. Honeysuckle la ayudará a concentrarse en el presente, prestando atención a los sucesos que transcurren hoy.

También dará un paso enorme respecto a conectarse con su pasado, ya que aprovechará al máximo sus vivencias y volcará lo que aprendió de cada una en beneficio de su desarrollo actual.

HORNBEAM
Energía

Con este remedio floral el individuo sale del agotamiento mental provocado por exceso de rutina o por desempeñar tareas que no lo satisfacen completamente.

El efecto positivo de esta flor radica en comunicar el plano mental con el resto de los planos, cosa que trae de la mano la claridad, la seguridad y la avidez para cumplir con las actividades o bien para crear otras nuevas.

Usted verá cómo surgen fuerzas para atender los quehaceres cotidianos sin sentir esa pesada carga que la agota ya antes de comenzar con aquello que debe hacer.

Le resultará más fácil apartarse de la rutina agobiante ya que se sentirá más viva, más despierta y mucho más espontánea. También, dejará de odiar los lunes y despertará con nuevos ánimos frescos cada mañana.

IMPATIENS
Paciencia

Con este remedio floral el individuo tendrá mayor disposición por la paciencia y perderá su excesiva agitación, su excesiva inquietud y su excesivo nerviosismo.

El efecto positivo de esta flor radica en darle tranquilidad interior para poder entender y aceptar las aptitudes y los ritmos que otras personas tienen, en vez de depositar toda su energía contra corriente y utilizarla sin comprensión.

Usted verá cómo sus estados de irritación, impaciencia y tensión se irán transformando en estados de delicadeza, serenidad y relajación. No será una persona lenta ni veleidosa, pero sí logrará mayor mesura y tolerancia.

La toma de esta esencia la ayudará a tener un tino más diplomático a la hora de exteriorizar sus emociones respecto a los otros y le dará la calma para experimentar la belleza de los ritmos que presentan las distintas personas.

LARCH
Seguridad en sí mismo

Con este remedio floral el individuo desarrolla la capacidad de valerse por sí mismo, en lugar de apostar todos los boletos al fracaso anticipado con el cual reafirma una y otra vez su sentimiento de inferioridad.

El efecto positivo de esta flor radica en quebrar el bloqueo energético que detiene a la persona en un estado de insuperación y de fracaso, hecho que aumenta y refuerza la confianza a favor de sí misma ya que olvidará su miedo al ridículo, dedicándose a conseguir lo que realmente quiere y atreviéndose a hacer lo que realmente puede.

Larch brindará la confianza suficiente para comenzar a dejar atrás aquellas pautas mentales que le impiden crecer como persona y que la limitan a desarrollar actividades de acuerdo a personalidades más fuertes.

Tendrá la ayuda necesaria para superar miedos e inseguridades, dándose cuenta que el principal obstáculo es usted misma y no el mundo externo. Esta esencia la liberará de su pasividad, otorgándole la energía para tomar iniciativas y para estimarse de acuerdo a lo que realmente vale.

MIMULUS
Valentía

Con este remedio floral el individuo enfrenta los miedos y sus desafíos, cosas que antes lo paralizaban en momentos decisivos o durante tiempos prolongados.

El efecto positivo de esta flor radica en transformar la energía que contrae la actitud de la personalidad ante una situación conocida a favor de la expansión de esa misma energía para poder superar la situación mencionada.

Mimulus le dará el valor necesario para hacerse cargo de sus temores y así reaccionar de una forma segura ni bien llegue el momento crítico.

Usted verá que esta esencia servirá a convertir sus miedos y angustias en la ayuda que le faltaba para madurar como persona. En vez de acurrucarse tendrá fuerza para mantener su sensibilidad en cualquier plano y en cualquier espacio, desnudando las capacidades para ser y hacer.

MUSTARD
Estabilidad interior

Con este remedio floral el individuo recobra las ganas y la alegría por la vida a través de la comprensión de los estados depresivos oscilantes que lo acosan en forma permanente.

El efecto positivo de esta flor radica en brindarle a la persona energía vital suficiente para volver a conectar las emociones con su alma, descubriendo aquellos sucesos y aquellas situaciones que provocan risas súbitas y angustias incontrolables.

Mustard le dará a usted la fuerza que necesita para ver luz en las tinieblas; es decir, transformará el mundo oscuro que la envuelve a la pena en claridad y en aceptación de sus estados de ánimo.

Verá cómo poco a poco estabiliza los períodos de alegría y melancolía que van y vienen sin causa aparente, hecho que la hará sentirse serena y segura.

OAK
Resistencia

Con este remedio floral el individuo recupera y atiende sus fuerzas según las verdaderas capacidades que posee, en vez de obedecer un compromiso a pesar del agotamiento y del cansancio.

El efecto positivo de esta flor radica en reconocer los propios límites y en tener la seguridad interior para poder aceptarlos, ya que la personalidad está atada a la debilidad que le provoca su eterno comportamiento de resistir tenazmente lo que sea sin ver que puede ser perjudicial para su salud y para la salud de todos.

A través de la toma de esta esencia usted dejará de hacer trabajos superiores a sus energías y no sentirá que le está fallando a los demás por ello, acto que le dará mayor confianza tanto como al resto.

Verá, también, que detenerse en los momentos justos es lo mejor para usted y para aquellos que la rodean, ya que hay ocasiones en que no puede hacerse cargo de todo. Comenzará a disfrutar de cada instante en lugar de estar exigiéndose al máximo. Y como si fuera poco, medirá mucho mejor sus fuerzas y aprovechará su resistencia en beneficio de la gente.

OLIVE
Vitalidad

Con este remedio floral el individuo se restablece luego de estar completamente exhausto a causa de una larga enfermedad, mucho trabajo, sensación de estrés o situaciones agotadoras en extremo.

El efecto positivo de esta flor radica en indicarle a la persona la necesidad de descansar y en vitalizar tanto el plano físico como el plano mental.

Usted podrá volver a su ritmo habitual de vida gracias a esta esencia, ya que Olive otorga la energía complementaria para recuperar las fuerzas que se han perdido. Aparte usted se dará cuenta de los límites para asumir compromisos o para desempeñar tareas y respetará, a la vez, las necesidades del cuerpo.

También, Olive ayudará a disponer de reservas energéticas, sintiendo que la invade un gran caudal de vitalidad que fortifica todo su ser.

PINE
Perdón de sí mismo

Con este remedio floral el individuo podrá liberarse de aquellos sentimientos de culpa que lo agobian y que le remuerden la conciencia, cosas que en realidad lo hacen infeliz e insatisfecho.

El efecto positivo de esta flor radica en elaborar las represiones internas y externas de la persona, que son alimentadas desde la infancia en forma de castigo y de culpa, a favor de la liberación de las emociones.

Poco a poco dejará de reprocharse todo lo que hace y aceptará los errores con mesura, pero sin la sensación de menosprecio hacia usted misma. Comprenderá que la culpa es un castigo que propiamente se impone porque en su profundo interior se siente acobardada y desvalida.

Verá que Pine le brindará seguridad y fuerza para perdonarse y para transformar sus cargas negativas en emociones libres y sueltas.

RED CHESTNUT
Capacidad para mantener la personalidad

Con este remedio floral el individuo comienza a reforzar de confianza a las personas más allegadas, en vez de inculcarles su miedo y sus preocupaciones.

El efecto positivo de esta flor radica en reconocer que la preocupación por los otros no son más que los propios temores depositados en ellos, y que, a la vez, toda esa energía los afecta de manera negativa.

Usted podrá soltar a sus seres queridos ya que logrará asumir sus propios miedos. Dejará libres a los demás y se ocupará de usted misma; o sea, de su propia vida y de sus propias necesidades.

También tendrá la virtud de poder aconsejar y de poder influir a la gente de una forma positiva, irradiando seguridad y valor cuando otro realmente lo necesite.

ROCK ROSE
Heroísmo

Con este remedio floral el individuo logra hacer frente a situaciones críticas donde antes respondía con una actitud paralizante, evasiva o aterrorizada.

El efecto positivo de esta flor radica en transformar la sensación de pánico a favor de la calma, la serenidad y la capacidad para movilizar todas las fuerzas ante un momento demasiado extremo.

Con Rock Rose usted adquiere confianza y tranquilidad para desarrollar todas sus capacidades a partir de estados que la hacen superar los propios límites.

Verá que dejará de lado los sentimientos de pánico y de angustia que la congelan o la desmayan, volcando todo el caudal energético para llegar casi al punto en el cual se vuelve heroína y enfrenta con coraje cualquier circunstancia en contra.

ROCK WATER
Ductilidad

Con este remedio floral el individuo comienza a percibir con mayor suavidad y con mayor ligereza su estilo de vida, el cual está basado en el rigor y en principios estrictos.

El efecto positivo de esta flor radica en desbloquear la energía que hace de la persona un ejemplo de exigencia, seriedad y disciplina a favor de disfrutar y de vivir con alegría los distintos aspectos de la vida.

Usted verá que no es necesario atarse a ideales que no se adaptan a su verdadero mundo. Logrará con ello cierta libertad interior que luego le permitirá ajustarse a su realidad, hecho que la hará sentirse más digna y más viva.

Esta esencia le dará la libertad de sonreír sin tener la sensación de estar fallando a principios e ideas exteriores. Usted encontrará en sí misma el conocimiento que necesita, siendo, así, el justo ejemplo para el resto de las personas.

SCLERANTHUS
Determinación

Con este remedio floral el individuo logra superar el miedo a tomar decisiones, las cuales generalmente oscilan entre dos alternativas distintas, atendiendo los pros y los contras de cada una de ellas.

El efecto positivo de esta flor radica en otorgarle a la persona seguridad para no estancarse entre dos situaciones y así tomar la decisión que considere correcta, sin tener el sentimiento de duda o de vacilación.

Usted comprobará que ganará en equilibrio con cada toma de esta esencia, en vez de permanecer en un estado veleidoso y cambiante. Verá que podrá concentrarse y centralizar con determinación sus opiniones y sus actividades.

También, con Scleranthus, será capaz de integrar mayor cantidad de experiencias ya que encontrará su propio ritmo interior, llegando, incluso, a trasmitir claridad y serenidad al resto de las personas.

STAR OF BETHLEHEM
Consuelo del alma

Con este remedio floral el individuo despierta de un momento traumático y doloroso alcanzando un sentimiento de paz interior que lo reconforta y que le permite seguir hacia delante.

El efecto positivo de esta flor radica en disolver aquellos bloqueos originados por una experiencia traumática, sin importar que haya ocurrido en la infancia o hace pocos días, los cuales le provocan a la persona estados de angustia, de dolor y de tristeza, a favor de superar con gran vitalidad ese shock que la mantiene paralizada.

Esta esencia brindará consuelo a su alma y despertará la capacidad necesaria para reponerse de aquellos momentos desagradables. Usted elaborará rápidamente el problema causante de su insuperación emocional, reforzando energéticamente a toda la personalidad.

Verá que superará las secuelas traumáticas que le chocaron en forma brusca, independientemente de los años que usted tenía, liberándose a nivel del cuerpo y del espíritu. En tres palabras: estará en paz.

SWEET CHESTNUT
Salvación

Con este remedio floral el individuo puede salir de una situación desesperada y encontrar un nuevo sentido a su vida, en vez de permanecer en una posición que lo acorrala y, por sobre todas las cosas, que lo desalienta.

El efecto positivo de esta flor radica en darle a la persona fuerza para aceptar que debe realizar un cambio decisivo en su forma de ser y en su manera de encarar la vida, a través de comprender el sufrimiento que padece y que la hace aprontarse para abrazar otro camino.

Usted dejará de aferrarse a una conducta que la autodestruye y que la condiciona a sentirse infeliz. De repente divisará un nuevo horizonte, comenzando a crecer otra vez y de otra manera.

Usted sabe que debe venir algo distinto, algo que la salve de su estado de aislamiento y de perdición. A través de esta flor verá eso distinto y empezará a desarrollar un estilo de vida en el cual se sienta complacida y satisfecha.

VERVAIN
Entusiasmo

Con este remedio floral el individuo se da cuenta de su excesivo entusiasmo y de las exigencias hacia las demás personas para que éstas sigan por el camino que él considera justo, adecuado y correcto.

El efecto positivo de esta flor radica en cambiar la dirección de la energía. En vez de apuntar a convencer al resto de la gente por su causa revolucionaria, la persona dirigirá la energía hacia sí misma, logrando entablar vínculos sin ir a contramano y pudiendo entusiasmar a los otros sin que éstos sientan presión.

Vervain la ayudará a relajarse y a medir las fuerzas. Podrá aceptar las ideas y los argumentos que otros tienen. Así comprenderá que no está sola en su camino y que no necesita atropellar a los demás por su bien.

Vervain le permitirá ver las cosas de otro modo. Tendrá visiones más amplias de los hechos y de las ideas. Dejará su fanatismo de lado y abrirá las puertas del alma, quien la guiará aprovechando su entusiasmo.

VINE
Autoridad

Con este remedio floral el individuo puede desarrollar sus habilidades de dirigente sin prepotencia ni imposición, recordando y sintiendo que frente a él se encuentra un ser humano con los mismos derechos.

El efecto positivo de esta flor radica en motivar las aptitudes de jefe comprensivo y transformar aquellos deseos de dominio, obediencia y poder que destruyen emocional y físicamente a las personas que la rodean.

Este tipo de personalidad es muy capaz de dirigir en situaciones extremas y posee, además, la seguridad para ordenar el caos. Sin embargo la ambición de tener mayor poder origina que utilice su capacidad de mando en contra de la unidad de todos y en contra de sí misma.

Usted logrará flexibilidad y comprenderá que sus potencialidades le fueron otorgadas para un fin. Podrá ponerse al servicio de una causa que ayude a los demás, aparte de a usted misma. Verá, también, que se sentirá querida y amada por atender al resto de las personas, irradiando respeto y dignidad.

WALNUT
Un nuevo comienzo

Con este remedio floral el individuo fortalece todos sus planos ante un cambio decisivo en su vida y logra hacer frente a aquellas influencias que intentan detenerlo o hacerlo volver atrás.

El efecto positivo de esta flor radica en darle a la persona seguridad y fortaleza para mantener la decisión que tomó, a pesar de que la invada un sentimiento de inseguridad, generalmente pasajero, que la hace vacilar.

Walnut la librará de ataduras que le impiden cortar con vínculos indeseados, viejas actividades improductivas o costumbres que la lastiman y la desalientan.

No permitirá que nada ni nadie la desvíe de su misión o de su opinión ya que usted permanecerá fiel a sí misma y a su decisión. Walnut la ayudará a alcanzar su meta y le brindará el respaldo necesario para continuar con su propósito.

WATER VIOLET
Acercamiento a los demás

Con este remedio floral el individuo comprende que su orgullo lo aísla de los otros y empieza a bajar del pedestal autoimpuesto, acercándose al resto de la gente de manera amable y prudente.

El efecto positivo de esta flor radica en aprovechar el equilibrio y la calma interior a favor de entablar vínculos profundos, en lugar de mantenerse reservada y sintiendo, secretamente, que es superior a los demás.

Verá que Water Violet la abrirá al mundo, ya que comienza a comprender que lo necesita tanto como él a usted. Será ese tipo de persona humilde con la virtud de trasmitir sabiduría a aquellos que la necesiten.

Podrá entonces abrirse y dejar trascender fuera sus problemas y sus preocupaciones, en vez de aparentar indiferencia y frialdad.

Por supuesto que no perderá el interés de estar sola y de obrar con total independencia, pero ambas cosas no le impedirán mantener una postura tolerante, afable y oportuna.

WHITE CHESTNUT
Paz mental

Con este remedio floral el individuo procesa los pensamientos que giran sin parar como un disco rayado y pinchan su cabeza como agudos aguijones.

El efecto positivo de esta flor radica en transformar la energía que bloquea los canales energéticos provocando un carrusel de pensamientos a favor de un estado mental desenvuelto y equilibrado.

Usted experimentará de una vez por todas una sensación de paz mental que la invade y que le permite desarrollar soluciones a los problemas que aparecen o que se arrastran de tiempo atrás.

En lugar de aferrarse a un diálogo interno torturante usted tendrá la calma y el sosiego para liberar los pensamientos que la acosan y que la distraen, hecho que le dará las respuestas que necesita para encontrar las soluciones adecuadas.

WILD OAT
Ideas definidas

Con este remedio floral el individuo puede definir las metas y determinar el camino que debe seguir en la vida, a pesar de que a veces se sienta perdido y sin interés para encarar algo, o por lo contrario, con las ganas de encarar muchas cosas a la vez.

El efecto positivo de esta flor radica en eliminar los bloqueos que condicionan a la persona a permanecer indefinida y sin un propósito claro para seguir y alcanzar. Con Wild Oat descubre lo que realmente debe hacer de acuerdo a su evolución personal.

Tomando esta flor usted aprovechará la capacidad para efectuar tareas variadas, sin perder, ahora, el hilo conductor al cual se debe para sentirse feliz y satisfecha.

Logrará orientarse en la vida, demostrando y concretando sus talentos por más que surjan otras cosas u otros proyectos. Además, esta esencia le permitirá concentrar la energía en una línea y en todos los planos, afectando, obviamente, el referente a su vida afectiva.

WILD ROSE
Alegría de vivir

Con este remedio floral el individuo logra hacer a un lado los sentimientos de abulia y de apatía que lo envuelven en un halo depresivo y de resignación.

El efecto positivo de esta flor radica en transformar el cansancio casi crónico junto a la sensación de que nada tiene sentido a favor de un claro protagonismo y de una clara toma de iniciativa para enfrentar activamente las distintas circunstancias que la vida presenta.

Verá cómo Wild Rose le devolverá la alegría por vivir y le modificará su actitud indiferente por otra más activa y decisiva. Descubrirá que cada día tiene un nuevo sentido y encontrará un nuevo interés en cada hecho cotidiano.

Podrá reconocer que usted se ahoga con pensamientos negativos y rutinarios que la arrastran a la lasitud y a la monotonía. Esta esencia la ayudará a tomar nuevamente las riendas de su vida y a "luchar" por aquello que realmente quiere y por aquello que realmente desea.

WILLOW
Aceptación del destino

Con este remedio floral el individuo aprende a reconocer y a aceptar lo que le entrega el destino, en vez de criticarlo y esperarlo con profunda amargura y con profundo rencor.

El efecto positivo de esta flor radica en otorgarle a la persona la visión y las fuerzas para asumir la responsabilidad de su vida y dejar, entonces, de quejarse por aquello que no tiene o por aquello que dice merecer y no ha recibido.

Al tomar esta esencia tendrá la certeza de que no es víctima más que de usted misma y apartará esa excusa de su repertorio amargo y criticón. Comprenderá, además, que la misma actitud vengativa es el origen de sus desgracias, hecho que la convertirá en la principal referencia de su propio destino.

Con cada toma de Willow verá que comienza a atraer y a ver aspectos positivos en cada acontecimiento y en cada situación. Pasará de víctima a protagonista y se asombrará de todo lo que puede conseguir con una postura sincera y optimista.